Como desenvolver a autodisciplina para dieta

Como perder peso e se tornar saudável, apesar dos desejos e da pouca força de vontade

por Martin Meadows

Inscreva-se em minha newsletter

Eu gostaria de manter contato com você. Inscreva-se em minha newsletter e você saberá sobre meus novos lançamentos, receberá artigos gratuitos, poderá concorrer a prêmios e receberá outros e-mails valiosos de mim.

Aqui está o link para você se inscrever: http://www.profoundselfimprovement.com/ptnews

Índice

Prólogo

Você gostaria de perder peso apesar das tentações, desejos, desânimo e outras emoções e desafios comuns associados à dieta? Você tentou antes e falhou, ou é a sua primeira vez e você ouviu falar de seus amigos e familiares o quão difícil é se manter autodisciplinado?

Talvez você simplesmente precise de um impulso de autodisciplina para manter sua dieta por mais um tempo para eliminar os últimos quilos a mais que ainda restam.

A autodisciplina e sua prima força de vontade têm uma forte influência sobre você ter sucesso ou não com sua dieta.

Este livro fornecerá respostas e conselhos para ajudar você a ter sucesso ao fazer dieta – apesar de todos os obstáculos que são muito difíceis de superar e fazem com que a busca de perder peso seja um desafio complicado.

Vamos cobrir as 5 concepções mais importantes para quem faz dieta que vão ajudar você a começar sua dieta com o pé direito. Exploraremos o tópico dos desejos e como lidar com eles de forma inteligente. Também abordaremos algumas formas baseadas em achados científicos para melhorar a saciedade e tornar a dieta menos desafiadora.

Você aprenderá a se distanciar de alimentos pouco saudáveis para sempre (ou simplesmente deixar de come-los com regularidade, já que o objetivo não é transformá-lo em uma pessoa que come só salada, sem indulgências ocasionais), lidar com as desculpas e racionalizações mais comuns nas dietas (que são de fato problemas com a autodisciplina) e, finalmente, ajudar você a projetar uma vida mais autodisciplinada e de forma mais holística.

Como autor de livros de desenvolvimento pessoal – incluindo livros sobre autodisciplina e persistência, estou familiarizado com o ciclo vicioso da automudança. Poucas coisas deixam as pessoas mais desencorajadas do que tentar uma e outra vez e não obter resultados.

Com este livro, espero ajudar você a quebrar esse ciclo e finalmente alcançar a mudança que você quer desesperadamente em sua vida. As coisas podem melhorar e eu estou aqui ajudar nisso.

Isenção de responsabilidade: como em todos os meus livros, mais uma vez eu enfatizo um ponto importante – eu não sou um médico ou psicólogo formado e não estou qualificado de forma alguma a tomar decisões de vida para você. Você deve consultar um indivíduo treinado sobre cada um dos conselhos que você deseja usar; especialmente ao tomar decisões em relação à sua saúde.

Observação: tive a ideia de fazer este livro enquanto escrevia um subcapítulo sobre esse tópico no meu livro anterior, *Autodisciplina diária*. Alguns parágrafos do meu antigo trabalho foram adaptados e expandidos para este livro.

Capítulo 1: 5 concepções importantes para impulsionar sua autodisciplina na dieta

Por mais que exista muito conhecimento sobre dietas, poucas pessoas estão cientes de algumas características-chave que podem ajudar ou arruinar a sua determinação. Compreender algumas das peculiaridades mais importantes sobre a dieta e seus efeitos sobre sua autodisciplina pode ser de grande ajuda.

Neste capítulo, abordaremos alguns desses fatos surpreendentes, bem como a atitude adequada que você precisa para ter sucesso. Sem esse conhecimento básico e fundamental, você vai sofrer muito mais do que precisa.

Dietas levam bastante tempo – Defina as expectativas corretas

Isso não é nenhuma novidade, certo? Na verdade, não é bem assim. A maioria das pessoas subestima o tempo que leva para perder o excesso de peso, e essa é uma das razões mais comuns pelas quais elas falham.

Uma regra de ouro diz que você precisa de um déficit de energia de 3500 kcal para perder meio quilo de gordura[1]. Para estabelecer um déficit semanal de 3500 kcal, você precisa ter um déficit diário de 500 calorias.

De acordo com os dados da pesquisa nacional mencionados nas Diretrizes Dietéticas de 2010 para os americanos, a média relatada de consumo de calorias entre mulheres e homens com idade superior a 19 anos é estimada em 1.785 e 2.640 calorias por dia[2].

No entanto, um estudo de 2003 sobre as diferenças entre as necessidades calorias estimadas e a ingestão calórica autorreferida entre as mulheres mostra que elas não relataram sua ingestão calórica em cerca de 25%[3].

Em outras palavras, as citadas 1.785 e 2.640 calorias estão na verdade mais próximas de 2.230 calorias para mulheres e 3.300 calorias para homens. E já que o Departamento de Agricultura dos EUA informa que uma mulher sedentária com mais de 18 anos precisa de 1.600 a 2.000 calorias e um homem com idade entre 18 e mais precisa de 2.000 a 2.400 calorias[4] por dia, há um superávit diário médio de 230 a 630 calorias para mulheres e 900 a 1.300 calorias para homens.

Para descobrir suas necessidades individuais, você pode calcular sua Taxa Metabólica Basal (TMB) usando a fórmula da equação de Harris Benedict para determinar seu gasto diário total de energia (calorias que você precisa para manter seu peso atual). Então você pode subtrair uma quantidade específica de calorias de sua dieta diária, digamos, 500 calorias, para conseguir um déficit de 3500 calorias por semana. Pesquise no Google por " Calculadora de TMB" ou "Equação de Harris Benedict" para encontrar ferramentas úteis para ajudar você a calcular seu próprio gasto diário total de energia.

Esteja ciente do fato de que a ingestão de calorias é maior para indivíduos com sobrepeso e obesos. Uma pessoa normal que quer seguir uma dieta pode ter um superávit diário de 1.000 calorias para mulheres e mais de 1.500 calorias para homens. Agora adicione o déficit de 500 calorias por dia para a dieta e você está cortando 2.000 calorias da sua ingestão diária, dia após dia, apenas para perder meio quilo de gordura por semana.

Consequentemente, você não pode reverter anos de hábitos alimentares pouco saudáveis em dias ou semanas. As pessoas que não percebem esse fato estão mais susceptíveis a desistir. É tentador desistir depois de três meses, quando você percebe que ainda há vários meses – se não mais do que um ano – para alcançar seu peso ideal.

Se, no entanto, você definir as expectativas corretas no início, reduzirá enormemente a tentação de desistir. Você estará preparado, e isso aumentará sua autodisciplina, reduzindo o desânimo.

Se nos concentramos em uma perda de peso sustentável a longo prazo, perder meio quilo de gordura por semana é um número seguro. Isso significa cerca de 2 quilos por mês e 22 quilos por ano. Calcule quanto peso você deseja perder e quanto tempo você precisará de acordo com esses números, e não com as afirmações irrealistas em artigos sobre dietas milagrosas.

Com esse conhecimento, você pode evitar a síndrome da falsa esperança (estabelecer expectativas irrealistas e falhar apenas para recomeçar mais uma vez com outro conjunto de expectativas irrealistas) que leva a tentativas frequentes, infrutíferas e frustrantes de mudar[5]. Você pode começar sua dieta com o pé direito, com as expectativas corretas. Se você estiver preparado desde o início que levará vários meses ou mais de um ano para atingir seu objetivo, você precisará de muito menos força de vontade para manter sua dieta.

Não se trata apenas de autodisciplina e força de vontade

A autodisciplina é uma das várias peças do quebra-cabeça para o sucesso na dieta. A autodisciplina – escolher continuamente a recompensa diferida em vez de uma recompensa instantânea – é a primeira ferramenta para aderir a uma dieta. Eu trato de muitos dos detalhes sobre o desenvolvimento de uma autodisciplina poderosa em meus livros *Como desenvolver a autodisciplina* e *Autodisciplina diária*.

A força de vontade é um conceito similar. Embora a maioria das pessoas use a força de vontade e a autodisciplina de forma intercambiável, eu gosto de descrever a autodisciplina como algo que se aplica à atitude geral de longo prazo (por exemplo, suas rotinas diárias), enquanto a força de vontade é sua capacidade de autocontrole que você usa em situações específicas (por exemplo, resistir a um pedaço de bolo).

No entanto, você não pode esperar ter êxito apenas com pura força de vontade ou autodisciplina.

Em alguns casos, você terá pouco dessas duas ferramentas, e se você não tiver as outras três - a motivação certa, uma mentalidade positiva e hábitos estabelecidos – você falhará.

Por exemplo, sua força de vontade pode falhar quando você come demais e se sente culpado. Você se torna propenso aos pensamentos "dane-se, estraguei tudo", que levará a mais deslizes. Entrar em um ciclo vicioso é quase uma garantia até você usar as outras ferramentas.

Uma mentalidade positiva é a primeira dessas ferramentas. Se você pensar desde o início que você falhará, então nenhuma quantidade de autodisciplina ajudará você a escapar dessa profecia autorrealizável. Além disso, pensar que não há problema com os deslizes desde que você siga em frente pode ajudar você a lidar com retrocessos de forma sensata.

Ter a motivação certa – a segunda dessas ferramentas – também pode ajudar. Um homem de vinte e poucos anos tentando perder peso para atrair mulheres terá uma determinação mais fraca do que uma mulher de cinquenta e um que tem que perder peso ou sofrerá um ataque cardíaco.

Por último, mas não menos importante, você precisa de hábitos estabelecidos. Se você faz uma determinada atividade automaticamente (tomar uma xícara de café pela manhã, digamos), você não precisa de nenhuma força de vontade para continuar repetindo esse comportamento diariamente.

Se você desenvolver um hábito de comer de forma saudável diariamente, então, você ainda retornará ao seu comportamento padrão, mesmo quando você enfrentar obstáculos. É por isso que o desenvolvimento de hábitos adequados é outra chave para alcançar o sucesso – mesmo se você perder força de vontade por um curto período de tempo, seus hábitos estarão ali para apoiá-lo.

Estudos mostram que levamos de 18 a 254 dias para formar um novo hábito[6]. Em média, leva 66 dias para criar um novo comportamento automático.

Cada dia que você repete o hábito que você pretende tornar parte de sua agenda diária, você precisa de menos disciplina para seguir com ele.

Abordaremos como manter seu hábito o suficiente para torná-lo um hábito enraizado em detalhes mais adiante.

Sua dieta importa pouco (e às vezes muito)

O Dr. David Katz e Stephanie Meller do Centro de Pesquisa em Prevenção da Universidade de Yale compararam várias dietas populares, como uma dieta baixa em carboidratos, uma dieta com baixo teor de gordura, uma dieta com baixo índice glicêmico, uma dieta mediterrânea, uma dieta mista/equilibrada (DASH), uma dieta paleolítica, uma dieta vegana e elementos de outras dietas comuns de perda de peso[7].

A conclusão de sua pesquisa é que todas as dietas estão associadas à promoção da saúde e à prevenção de doenças, desde que sejam "com alimentos minimamente processados, próximos do natural, predominantemente plantas".

Em outras palavras, desde que você escolha uma dieta que se concentre de uma maneira ou de outra na ingestão de alimentos não processados e evitando os altamente processados, você estará bem. Escolhendo uma dieta baixa em carboidratos, uma dieta paleo, uma dieta DASH ou qualquer outra dieta popular, você pode esperar resultados similares, desde que a siga corretamente.

A única coisa que faz a diferença ao escolher uma dieta é seu impacto em sua autodisciplina. Embora todas as dietas mencionadas possam funcionar, isso não significa que todas funcionarão bem para você.

Para algumas pessoas, uma dieta baixa em carboidratos é um pesadelo porque elas se sentem muito limitadas se não puderem comer nenhum dos seus alimentos favoritos com alto teor de carboidratos. Para outras pessoas, uma dieta paleo e a exclusão de todos os tipos de grãos é desafiadora demais. Antes de se comprometer com uma dieta, pergunte-se qual delas parece restritiva demais para você e qual parece suportável ou até mesmo fácil.

Eu usei a dieta slow carb[8] para a minha perda de peso porque gostei da sua simplicidade e da possibilidade de desfrutar dos meus alimentos favoritos semanalmente.

Mais tarde, fiz algumas mudanças e depois a abandonei uma vez que atingi meu alvo e queria fazer uma transição para algo mais sustentável e com menos restrições. No entanto, ela funcionou durante o período de perda de peso sem desafiar demais minha força de vontade.

Era a escolha ideal para mim. Uma dieta vegana, por exemplo, não teria sido porque eu acharia muito difícil parar de comer ovos e laticínios.

Escolha sua dieta com cuidado, mas não pense muito sobre isso em termos de eficácia. Em vez disso, concentre-se no quão fácil ou difícil parece ser mantê-la pelos próximos meses (ou qualquer outro período para atingir o seu peso alvo, calculado com a regra de 3500 calorias por meio quilo).

Mudança permanente não tem a ver com dieta

Muitas pessoas acreditam que tudo ficará se elas apenas seguirem uma dieta de três meses, perderem alguns quilos e depois voltem aos hábitos alimentares antigos. Desculpe dizer isso, mas não é assim que funciona.

Se você deseja mudanças permanentes, você deve mudar sua vida de forma permanente. Uma dieta (incluindo as mais restritivas) pode ajudar você a atingir o seu peso alvo, mas é apenas o primeiro passo para a saúde ideal.

Uma vez que você terminar sua dieta de perda de peso, será hora de fazer outras mudanças permanentes em seus hábitos alimentares. Os primeiros meses de sua dieta, quando você estiver com déficit calórico, serão diferentes da dieta que você seguirá quando perder o excesso de peso e quiser voltar ao nível de manutenção de peso. Se você pensa em sua dieta em termos de "bem, vou fazer isso por alguns meses, perder os quilos que eu tenho que perder e depois voltar a comer pizza no café da manhã", apenas ficará desapontado porque rapidamente recuperará seu peso (e ganhará mais).

Discutiremos os hábitos adequados e o desenvolvimento de seu novo estilo de vida nos Capítulo 5 e 6. Por enquanto, lembre-se de que se você não estiver comprometido em fazer mudanças permanentes em sua vida (e sim, isso inclui diminuir ou deixar de comer determinados alimentos), pode muito bem fechar este livro agora e esquecer a dieta porque no fim das contas ela não mudará nada.

Dietas extremas podem ser mais eficazes (e melhoram sua força de vontade)

Ao contrário da crença popular, quando você está com sobrepeso ou obesidade, a perda rápida de peso pode ser mais eficaz do que a perda lenta (mas isso não é benéfico para pessoas idosas[9] ou magras[10]).

Um estudo de 2000, conduzida por pesquisadores dinamarqueses, mostrou que "uma maior perda de peso inicial induzida sem alterações no estilo de vida (por exemplo, dietas mais líquidas ou medicamentos anorexígenos) melhora a manutenção do peso a longo prazo, desde que seja seguida de um programa de manutenção de peso integrado de 1-2 anos"[11].

Um estudo de 2001, feito por um cientista holandês, mostrou que "há evidências de que uma perda de peso inicial maior usando uma VLCD (dieta muito baixa em calorias) com um programa ativo de manutenção de peso como acompanhamento, incluindo terapia comportamental, educação nutricional e exercício físico, melhora a manutenção do peso"[12].

Pesquisadores que conduziram um estudo em 2010 com 262 mulheres obesas de meia idade também descobriram que existem "vantagens de curto e longo prazos para a rápida perda de peso inicial". As perdedoras de peso rápido obtiveram maior redução de peso e manutenção a longo prazo e não se mostraram mais suscetíveis à recuperação do peso do que as que perderam peso gradualmente"[13].

Finalmente, um estudo australiano de 2014 sobre a taxa de perda de peso que afeta o controle de peso a longo prazo mostrou que "a taxa de perda de peso não afeta a proporção de peso recuperado dentro de 144 semanas"[14]. Em outras palavras, não houve diferença entre o grupo de perda de peso gradual e o grupo de perda de peso rápido em termos de quem o recuperou.

Como os cientistas concluíram: "Essas descobertas não são consistentes com as diretrizes dietéticas atuais, que recomendam a perda de peso gradual e não a rápida, com base na crença de que a perda rápida de peso é recuperada mais rapidamente".

Se você quiser começar sua dieta com um impulso de motivação e aumentar sua força de vontade para o futuro, considere uma dieta rápida de perda de peso que o ajudará a perder alguns quilos nas primeiras semanas.

Apenas lembre-se que objetivo é perder rapidamente a gordura, não o peso muscular ou a água através da desidratação – por esse motivo, certifique-se de ter proteínas e água suficientes em sua dieta. Quando a dieta se tornar muito difícil de manter, torne-a menos drástica (aumente seu consumo diário de calorias e/ou incluir certos grupos de alimentos que foram banidos antes, mas que são saudáveis).

Se você é uma pessoa impaciente, ao ver resultados tão rápidos, ficará mais determinado a continuar do que se você começasse lentamente. Se você não tiver problemas com um progresso sem pressa, uma abordagem lenta e estável também funcionará.

5 CONCEPÇÕES IMPORTANTES PARA IMPULSIONAR SUA AUTODISCIPLINA NA DIETA: RECAPITULANDO

1. Fazer dieta leva bastante tempo. Se você não definir as expectativas corretas, estará fadado a falhar. Calcule quanto peso você pode perder com a regra de um déficit de 3500 calorias por semana para queimar meio quilo de gordura. Aceite que a perda lenta é o resultado mais provável – e não os resultados sugeridos pelos criadores de dietas milagrosas. Use uma calculadora de TMB e a equação de Harris Benedict para descobrir seu gasto de energia diário individual e, em seguida, calcule seu déficit seminal.

2. Ao fazer dieta, você não pode confiar apenas em sua força de vontade. Se você não tem a motivação certa e uma atitude positiva, será difícil continuar seguindo em frente quando tudo der errado. Desenvolva hábitos positivos para apoiar sua força de vontade. Você os repetirá automaticamente, mesmo se sua força de vontade falhar.

3. Desde que sua dieta se concentre em alimentos integrais e pouco processados, não importa se você

segue uma dieta paleo, uma dieta baixa em carboidratos ou uma dieta com baixo índice glicêmico. Todas essas dietas podem levar ao sucesso. O que importa é o seu ajuste a ela. Se uma dieta que você deseja seguir é excessivamente restritiva para sua situação pessoal (digamos, ela proíbe comer frutas e você adora comê-las), isso provavelmente levará a uma falha. Escolha uma dieta que se encaixa mais em seus hábitos alimentares e que você possa manter a longo prazo.

4. Mudanças permanentes não tem a ver com dieta. Se você abordar a dieta como algo de curto prazo (e então pretende voltar aos seus velhos hábitos alimentares pouco saudáveis), você nunca fará mudanças duradouras em sua vida. É só quando você combina a dieta com o desenvolvimento de hábitos alimentares permanentes e adequados que pode alcançar um sucesso que dure para o resto da vida.

5. As dietas de perda de peso rápido podem ser mais bem-sucedidas do que dietas moderadas se você estiver com excesso de peso ou obesidade. Se você é impaciente e provavelmente desiste se não vê

resultados rápidos, considere seguir uma dieta mais extrema por algumas semanas. Uma vez que você enxergar resultados rápidos e notáveis, ficará motivado a continuar (mesmo quando eventualmente mudar para uma dieta mais segura e mais lenta).

Capítulo 2: Como lidar com desejos

Não importa se você tem determinação ou não; você experimentará desejos em algum momento durante sua dieta.

Os desejos abruptos podem levar a ingestões não programadas e incontroláveis de alimentos pouco saudáveis que frequentemente levam à culpa e ao fim abrupto da dieta.

Como você pode melhorar o seu autocontrole e lidar com desejos com mais facilidade? Isso é mesmo possível? Neste capítulo, exploraremos as respostas a essas perguntas.

A essência de um desejo

Os desejos geralmente são desencadeados por uma certa deixa e seguidos por uma ação específica (seu hábito).

Talvez você queira comer chocolate porque viu alguém comendo uma barra. O hábito que se segue é comprar chocolate para você.

Se você não pode deixar de pensar em comer pizza depois de passar por uma pizzaria, então essa é a deixa. O hábito é parar e pedir pizza.

Se você pensa em tomar sorvete depois do jantar, então talvez sua deixa seja o costume de comer uma sobremesa, que deixou seu corpo treinado a esperar por isso em um horário específico.

Uma deixa (sugestão) leva a uma tentação que leva à ação (errada).

Felizmente, embora os sinais sejam difíceis de mudar, podemos mudar os hábitos que os seguem. Se você atualmente precisa comer algo açucarado às 2 da manhã, um desejo será disparado em seu cérebro exatamente às 2 da manhã. O seguinte hábito – digamos, comer um pedaço de chocolate – é uma garantia a menos que você o modifique.

Se você ceder e comer chocolate, fortalecerá a associação. Se você resistir – e substitui-lo por uma alternativa saudável (digamos, uma maçã em vez de uma barra de chocolate), com tempo suficiente, você vai parar de desejar uma barra de chocolate e desejar uma maçã em vez disso. Tudo bem que as primeiras tentativas serão difíceis, mas resistir à ação antiga será mais fácil com o tempo.

O complicado é suportar o período de mudança. É fácil dizer "substitua por uma alternativa saudável". É difícil fazer isso quando você não consegue parar de pensar em um delicioso bolo de chocolate.

Existem várias maneiras de vencer suas tentações. O primeiro passo é...

Remover as tentações

Remover as tentações é a estratégia mais simples e eficaz para lidar com desejos.

Se você não tem alimentos proibidos em casa, será mais fácil resistir à tentação de trapacear. Se eles estiverem sempre ao alcance, você estará tornando desnecessariamente difícil manter sua dieta.

Comece seu compromisso esvaziando sua geladeira e despensa de alimentos não saudáveis. Caso contrário, um dia do lixo não programado deve acontecer mais cedo do que você pensa. Esse não é um conselho opcional – é obrigatório se você estiver levando seus resultados a sério.

Há um mundo de diferença entre uma barra de chocolate na sua geladeira e uma no mercado, a quinze minutos da sua casa.

No primeiro caso, tudo o que você precisa fazer é dar alguns passos, abrir a geladeira e pronto – a comida estará em sua boca. No segundo caso, você tem que colocar um calçado, pegar as chaves do carro, entrar no seu carro, dirigir até o mercado, encontrar a comida que você está desejando, comprá-la e voltar para casa. Se um desejo for fraco, é possível que você não tenha vontade de fazer todas essas coisas apenas para satisfazê-lo.

O mesmo conselho se aplica a qualquer outro elemento gerador de tentação do ambiente: TV (propagandas), dirigir nas proximidades dos seus restaurantes de fast food favoritos, etc.

Se você tem desejos no trabalho e sempre vai até uma máquina de venda automática para pegar algo pouco saudável, não carregue dinheiro com você. É possível que você ainda fique tentado a comprar o doce, mas o que você vai fazer sem dinheiro? Pegar emprestado de um colega?

"Ei, George. Você pode me emprestar cinco dólares para que eu possa me acabar com essas deliciosas barras de chocolate? "Isso deveria ser um impedimento para não fazer isso.

Se a sua rotina diária inclui passar por seu fast food favorito, altere a rota para não se sentir tentado a se entregar a velhos hábitos.

Se comerciais o deixam com fome, não assista televisão ou saia da sala durante eles. Quanto menos gatilhos estiverem incomodando você diariamente, mais fácil será lidar com os desejos.

Cerca vez, durante alguns dias seguidos, eu estava desejando uma determinada barra de chocolate. Quando eu finalmente me senti vontade de me entregar o desejo, não estava com vontade de dirigir até o mercado apenas para comprá-la – e o desejo desapareceu. Tenho certeza de que se eu a tivesse em casa, não hesitaria em comê-la.

É possível que você não tenha conhecimento de várias deixas que resultam em desejos. Fazer uma lista de situações em que você sente mais desejos o ajudará a encontrar maneiras de remover as tentações ou sugestões perigosas. Digamos que você escreva:

- Cada vez que eu passo por minha lanchonete favorita, quero parar para comer algo,

- Cada vez que eu passo pela máquina de venda automática no trabalho e percebo que é hora do almoço,

- Cada vez que eu não como uma refeição satisfatória e saborosa, sinto a necessidade de comer algo saboroso,

- Cada vez que eu cochilo, acordo com desejo de comer doce,

- Cada vez que encontro um amigo para um café e ele pedir um bolo de chocolate.

Agora você pode encontrar maneiras de remover essas situações e sugestões da sua vida. Então:

- Não passe por sua lanchonete favorita. Encontre uma rota diferente, mesmo que isso exija um percurso mais longo.

- Se possível, não passe pela máquina de venda automática. Caso não seja possível, não carregue dinheiro e cartão de crédito com você ao ir trabalhar.

- Aprenda a cozinhar refeições saborosas e satisfatórias ou coma em um restaurante saudável. Faça tudo o que puder para evitar refeições sem graça e encontre alimentos saborosos *e* saudáveis.

- Pare de tirar cochilos se não puder controlar os desejos. Se você não consegue viver sem uma soneca, remova todos os tipos de doces de sua casa (você já deveria ter feito isso), e deixe apenas frutas. Em breve, você desenvolverá um hábito mais saudável de comer uma fruta após um cochilo.

- Leve seu amigo para outro lugar onde ele não possa pedir nada que não seja saudável. Coma uma refeição grande e satisfatória antes de se encontrar com ele para que você não fique com fome. Leve apenas dinheiro suficiente (e nenhum cartão de crédito) para pagar pelo café, e nada mais.

É mais fácil remover o perigo de um desejo antes de senti-lo do que aprender a usar sua força de vontade para resistir a ele. Como dizem, é melhor prevenir do que remediar. Faça um plano de ação e altere suas rotinas para melhorar suas chances de sucesso.

O poder de esperar

No famoso experimento de Stanford sobre recompensa diferida, os cientistas ofereceram às crianças uma escolha entre uma pequena recompensa imediata (um marshmallow, um biscoito ou um pretzel) ou duas pequenas recompensas 15 minutos depois[15]. Durante o período de espera, o examinador saiu da sala, deixando as crianças com a recompensa atraente na ponta dos dedos. Algumas crianças desistiram e comeram a recompensa imediatamente, perdendo as duas recompensas mais tarde, enquanto outras conseguiram resistir à tentação.

Os estudos subsequentes mostraram que as crianças que foram capazes de resistir à tentação foram mais bem-sucedidas na vida (conforme medido pelo SAT, incidência de problemas comportamentais e IMC)[16].

Como as crianças lidaram com a tentação, especialmente quando se leva em conta que as crianças têm pouca autodisciplina quando comparadas aos adultos? Eles se distraíram.

Como o pesquisador principal Walter Mischel observou, alguns "cobriram seus olhos com as mãos ou se viravam para não ver a bandeja, outros começaram a chutar a mesa, puxar suas tranças, ou acariciar o marshmallow como se fosse um pequeno bicho de pelúcia".

Embora não pareça uma ótima estratégia acariciar a barra de chocolate que você não quer comer ou chutar sua mesa cada vez que estiver tentado a ceder, a ideia por trás disso – a autodistração – é.

Suportar a tentação por quinze minutos geralmente é o suficiente para reduzir o desejo ou eliminá-lo completamente.

Sempre que você sentir um desejo, diga a si mesmo que vai esperar quinze minutos, então tome a decisão de ceder ou não. Se o desejo ainda persistir, espere mais quinze minutos.

Enquanto espera por quinze minutos (ou trinta, ou sessenta – o que funcionar para você) antes de tomar medidas para satisfazer o desejo, distraia-se. Melhor ainda, em vez de tentar *não* pensar sobre a tentação, tente se concentrar inteiramente em outra coisa até que ela passe.

Ligue para o seu amigo. Comece a assistir a um filme. Vá caminhar. Brinque com seu animal de estimação. Leia algo. Realize alguma tarefa que você adiou por um longo período de tempo (limpeza?). Seja o que for que você escolher, certifique-se de mergulhar de cabeça na atividade para que possa conseguir uma pausa do desejo.

Use sua imaginação para matar seu desejo

Alguns tipos de alimentos não saudáveis são tão ruins para você que é melhor evitá-los para sempre ou comê-los raramente. Esses incluem, entre outros: batata frita, refrigerante (incluindo refrigerante diet com adoçantes artificiais prejudiciais), pipoca de microondas (estourada com ar quente não tem problema) e cereais matinais açucarados.

Como você pode destruir de forma permanente seus desejos por esses alimentos viciantes se você os come há tanto tempo? Mudando suas associações, o que funciona quase como umaa lavagem cerebral.

A técnica é tornar os alimentos que você deseja tão indesejáveis quanto possível. Em vez de se distrair tentando não pensar sobre o desejo, concentre-se na comida que deseja comer, mas torne-a desagradável.

Você pode se imaginar se lambuzando com uma barra de chocolate e perceber o quão pouco atraente e de mentalidade fraca você vai parecer. Lembre-se do quão inchado ou desconfortável você se sente depois de comer certa comida pouco saudável. Imagine comê-la na frente de uma audiência inteira de pessoas.

Você pode procurar os ingredientes dos alimentos que deseja comer e ler sobre seus efeitos negativos sobre o corpo. Torná-lo o mais real possível. Leia sobre a vida cotidiana de pessoas extremamente obesas, pesquise sobre transplante cardíaco na Wikipédia e imagine que isso poderia acontecer com você se você continuar comendo a comida que você deseja.

Imagine-se deitado seu leito de morte e os membros da sua família olhando para você com tristeza, todos sabendo que, se não fosse por sua dieta pouco saudável, você ainda estaria vivo e bem.

Pense no exemplo que você está passando para seus filhos. Gostaria que eles fossem obesos e não saudáveis no futuro porque tiveram muitos exemplos seus comendo coisas não saudáveis?

Sim, estou ciente de como esses exemplos são perturbadores. Eles precisam ser desconfortáveis e mexer com o emocional para lhe dar um impulso de motivação negativa. Acabe com suas associações positivas a alimentos que você deseja e é provável que você não tocará neles (pelo menos, dessa vez).

Eu costumava comer quantidades loucas de macarrão com queijo. Era uma das minhas refeições básicas. Eu achei um desafio parar de come-lo todos os dias, e muito mais fazer isso de forma permanente.

Alguns anos seguindo religiosamente meus novos hábitos alimentares consertaram minha dependência de macarrão com queijo, mas eu às vezes ainda desejo comê-lo.

Se eu não quiser trapacear em um determinado dia, quando sinto o desejo, lembro-me de quanto essa refeição pesa no meu estômago. Eu tento imaginar o quão rápido o sabor vai de incrível (as primeiras mordidas) para simplesmente normal (alguns minutos depois) e para "não consigo comer mais" (enquanto ainda há comida em meu prato). Eu também me lembro de uma imagem desconfortável de um estômago digerindo macarrão que eu vi uma vez na internet.

Como diz a lacuna de empatia quente-fria[17], geralmente achamos difícil imaginar e entender como é estar em um estado oposto. Se estamos saciados, é difícil entender como a fome pode nos controlar. Ou se estamos com raiva ou tristes, é difícil entender como é estar feliz. Ou se não estamos excitados sexualmente, não conseguimos prever o tipo de decisões sexuais de risco que podemos tomar enquanto estamos no estado "quente"[18].

No caso do desejo por macarrão e queijo, é difícil imaginar que comer isso *não* será delicioso. É só quando você resolve ceder que consegue experimentar a emoção que nunca esperou durante seu estado "quente" (e, então, você vai achar difícil acreditar que não conseguia resistir à tentação, já que a experiência acaba sendo tão insatisfatória).

Estar atento a esse viés pode ajudar você a evitar ceder a uma tentação. Em vez de (mais uma vez) ficar intrigado com o motivo pelo qual você imaginou que sua comida proibida fosse tão boa (e descobrir que na verdade não é tão incrível assim, e você só consegue a culpa como recompensa), pense nisso antes de tomar uma decisão errada.

Imagine – tanto quanto puder – que não será tão bom quanto você pensa. A lógica nem sempre funciona para evitar essas decisões erradas (afinal, é um desejo emocional), mas pode ajudar.

Use seu progresso para combater os desejos

A razão mais importante pela qual você deve medir e tirar fotos do seu corpo é acompanhar o progresso. Se você não sabe se está emagrecendo ou se o seu peso permanece o mesmo, é difícil manter a força de vontade e seguir em frente.

Mas há outra razão pela qual você deveria fazer isso é uma arma poderosa ao combater desejos, especialmente quando já faz algum tempo que você está de dieta. Se você tirar fotos a cada poucas semanas e se pesar semanalmente (ou quinzenalmente), é fácil ver o progresso e conseguir um impulso de motivação.

Se você sentir que está prestes a sucumbir a um desejo, dê uma olhada em suas fotos de progresso e gráficos de seu peso diminuindo. Reflita sobre o fato de que, se ceder, é provável que você ameace seu progresso futuro. Em muitos casos, será suficiente para resistir à tentação ou pelo menos reduzir sua intensidade.

Mesmo quando você complete sua dieta, é um bom hábito se pesar a cada semana ou mais para saber se seus novos hábitos alimentares funcionam para você ou se precisam ser alterados. Mas não confie apenas no peso. Medir a cintura e o quadril além acompanhar o seu peso dá uma imagem melhor do seu estado físico. Um sistema de acompanhamento tão simples também o ajudará a manter hábitos saudáveis e evitar os desejos.

Agende seus desejos

É útil ser uma pessoa autodisciplinada, mas isso não significa que as coisas precisam ser difíceis. Quanto mais fácil for a dieta, menos provável é você cair em uma tentação e desistir.

No meu caso, seguindo uma dieta com um dia de lixo semanal, eu sabia que só tinha que adiar meus desejos por alguns dias.

Não era necessário desistir de meus alimentos não saudáveis favoritos para sempre, mas apenas por alguns dias. Depois de algum tempo, eu parei de desejar tanto esses alimentos, então, no final, escolher o caminho mais fácil (ter um dia do lixo a cada semana) foi melhor do que fazer coisas desafiadoras demais (não me permitir deslize algum).

A ciência também concorda que essas escapadas são valiosas. Comer em excesso (enquanto em uma dieta de baixas calorias) ajuda a aumentar os níveis de produção de leptina, uma proteína hormonal que regula o peso e a energia do corpo em quase 30% durante até 24 horas[19]. Este aumento pós-trapaça acelera o metabolismo e também pode levar a uma melhor motivação[20].

A maneira mais segura de fazer um dia do lixo é escolher um dia específico por semana, por exemplo o sábado (devido ao fato de que a maioria das pessoas comem socialmente durante os fins de semana) e limitar todos os alimentos não saudáveis a esse período de tempo, do momento em que você acorda até a hora de ir dormir.

Quando seu dia do lixo flexível serve principalmente como uma pausa física, coma o que quiser, o quanto você quiser (seja razoável – não a ponto de passar mal). O objetivo é parar de pensar sobre sua dieta, sobre qualquer tipo de restrições e simplesmente desfrutar da comida. Um dia de festa

Isso não vai arruinar todo o seu progresso (desde que você mantenha um déficit rigoroso durante os outros seis dias) e a pausa psicológica ajudará você a aderir a uma dieta de longo prazo.

Apenas tenha algo em mente que nenhum vestígio do seu dia de lixo deve permanecer na sua geladeira ou na sua despensa no dia seguinte. Coma tudo o que comprar no mesmo dia, ou se não conseguir terminar, dê para outra pessoa. Alternativamente, dê para outra pessoa guardar até o próximo dia do lixo. Não deixe nada dm casa, sob nenhuma circunstância. Se você seguir um dia do lixo com outro dia do lixo não planejado, isso provavelmente vai arruinar sua dieta.

Como aproveitar ao máximo o dia do lixo

Infelizmente, apenas dias do lixo com alto teor proteico, alto teor de carboidratos e baixo teor de gordura afetam os níveis de leptina[21]. Em outras palavras, se seu único propósito de deslizes for aumentar seus níveis de leptina, você deve dizer não para pizza, sorvete, chocolate e outros alimentos ricos em gordura.

Não soa um dia do lixo feliz, não é? Se você quiser ser rigoroso sobre isso, pode estruturar dessa forma. Se você preferir flexibilidade e um progresso mais lento, não controle seus dias de lixo de forma tão estrita.

Existem tanto efeitos fisiológicos quanto psicológicos nas escapadas. Mesmo que você não consiga obter os melhores benefícios fisiológicos porque prefere não ter um dia do lixo com baixo teor de gordura, ainda pode aproveitar os psicológicos.

Dar a si mesmo uma pausa programada salvará você da culpa. Em vez de entrar no círculo vicioso pós-culpa ("Eu já ferrei com tudo, não faz sentido voltar a tentar"), o que certamente acontecerá, porque poucas pessoas conseguem aderir a uma dieta rigorosa com 100% de precisão, você se sentirá bem, sabendo que tudo foi planejado antecipadamente.

Trata-se de compromisso a longo prazo, sem se privar de tudo e nem ficar esperando que você vença cada tentação. Enquanto você mantiver hábitos alimentares saudáveis durante 80 a 90% do tempo, ficará tudo bem. Quanto mais você seguir uma dieta saudável, melhor será a sua saúde, mesmo com retornos ocasionais a alimentos menos saudáveis.

Para reduzir os efeitos negativos do aumento do consumo de calorias, considere começar o seu dia do lixo com um exercício de queima de glicogênio pela manhã, ainda em jejum. Uma sessão sólida de musculação na academia pode dar conta do recado.

Algumas pessoas seguem dias do lixo com dias de jejum – dias sem comer nada ou com apenas uma pequena refeição rica em proteínas. É assim que costumo estruturar meus dias do lixo – o dia após o aumento do consumo de calorias é um dia com zero calorias, apenas água (chá e café puro também são permitidos).

Como o fisiculturista e preparador físico John Romaniello escreve, "dar ao seu sistema digestivo um dia de folga tem seus benefícios. Isso não só irá forçar o seu corpo a utilizar de forma mais eficiente a sobrecarga calórica do dia do lixo anterior, mas você TAMBÉM [sic] permitirá que as coisas menos saudáveis saiam de seu corpo um pouco mais rápido"[22].

Desde que você não tenha problemas que o impeçam de ter um dia de jejum (fale com seu médico antes de tentar), essa é uma maneira poderosa de acelerar seus resultados ao fazer dieta, enquanto também lhe ensina mais autocontrole.

Um dia de jejum não só permitirá que seu sistema digestivo se recupere, mas também o ajuda a evitar que o dia do lixo se prolongue até o dia seguinte. Além disso, isso pode aumentar a sua taxa de perda de peso, afinal, você conseguirá um déficit de todo o seu consumo diário de calorias.

No dia seguinte ao dia de jejum, coma o que você come normalmente durante o seu dia de dieta. Não tente comer mais calorias para compensar o dia anterior; o objetivo é eliminá-las. Se você acha que os dias do lixo não o ajudam a manter a autodisciplina de longo prazo, não os faça ou os faça com menos frequência. Dependendo de quão forte mentalmente você se sentir ao fazer dieta, dar-se um dia de folga pode lembrá-lo dos alimentos que você gostaria de parar de comer e acabar resultando em mais desejos na próxima semana de dieta.

Não importa o que você decida em relação a dias do lixo, evite deslizes diários. Comer pequenas quantidades de alimentos proibidos todos os dias é pior do que comer grandes quantidades de alimentos proibidos uma vez por semana.

No primeiro caso, não ajuda em nada a eliminar seu hábito de comer alimentos pouco saudáveis. Você ainda estará acostumado com o sabor dos alimentos não saudáveis e ansioso por eles todos os dias. No segundo caso, você vai comê-los com menos frequência, então você terá mais tempo para se desacostumar e alterar permanentemente seus hábitos alimentares.

O que fazer quando cometer um deslize

Por mais eficazes que sejam as técnicas que compartilhei com você, é quase garantido que você nem sempre resistirá à tentação. Se você sucumbir a um desejo ou tiver um dia do lixo não programado, o risco de falha aumenta. No entanto, não é o ato de comer alimentos proibidos em si, que vai arruinar sua dieta, mas a sua resposta psicológica a isso.

Pessoas que experimentam uma falha ao fazer uma dieta podem reagir de duas maneiras:

1. Desespero, consideram-se fracos mentalmente e se vitimam. Há apenas um resultado para esse comportamento – fracassar na dieta. Algumas semanas ou meses depois, elas começam novamente, apenas para falhar outra vez quando eles ao se condenarem depois de um pequeno deslize.

2. Reconhecer o erro, tentar identificar o que as fez deslizar, lembrar-se de que não são perfeitos, mas que tudo depende do processo como um todo e seguem em frente. O sucesso é garantido para essas pessoas

Se você cometer um deslize, não se abale. Na maioria das vezes, a autoculpa só irá agravar o problema. Em vez de pensar "eu já ferrei com tudo, não faz sentido voltar a tentar", a culpa vai fazer você pensar "Eu sou um fracasso. Não faz mais sentido continuar seguindo a dieta".

Reconheça que cometeu um erro e siga em frente. Um deslize não irá arruinar seu progresso a menos que você o permita, ao se sentir excessivamente culpado por isso. Isso tem a ver com o processo de longo prazo, e não apenas um evento.

COMO LIDAR COM DESEJOS: RECAPITULANDO

1. Sinais desencadeiam desejos. É difícil mudar uma sugestão, mas é possível mudar a rotina subsequente (como comer um pedaço de chocolate). A chave é repetidamente – sem falhar – continuar realizando a nova ação em vez da antiga durante o tempo que for necessário para estabelecer um novo hábito, geralmente por pelo menos 66 dias.

2. A maneira mais simples de suportar desejos é remover tentações que estão ao seu redor. Quanto mais difícil for satisfazer seus desejos, menos provável será sua ação a respeito.

Compare ter um pedaço de chocolate ao seu alcance e a necessidade de dirigir até um mercado para comprá-lo. Se você está cansado após o trabalho, é possível que sua preguiça vença o desejo.

Faça uma lista de todas as situações e sinais que fazem você sentir desejos e encontre maneiras razoáveis de removê-los da sua vida, ou pelo menos reduzir muito o risco de não conseguir superar a tentação (por exemplo, fazer uma refeição reforçada antes de se encontrar com um amigo em um restaurante de fast food).

3. Esperar o desejo passar é a maneira mais simples e provavelmente a mais eficaz de lidar com isso. O truque é se distrair (ou mudar o seu foco) por tempo suficiente para deixar o sentimento passar. Idealmente, não se preocupe em *não* pensar sobre o desejo, mas encontrar outra coisa para fazer mudará seu foco.

4. Você pode matar desejos imaginando em grande detalhe coisas ruins que acontecerão se você comer uma comida não saudável específica. Você pode pesquisar o que ela fará em seu corpo a longo prazo. Você pode se imaginar sucumbindo a um desejo, falhando em sua dieta e se tornando obeso mórbido. Faça isso de forma emocional e vívida e é possível que o desejo passe.

Tenha em mente que, devido à lacuna de empatia quente-fria, somos ruins em prever como nos sentiremos em um estado "quente" se estamos atualmente em um estado "frio" (e vice-versa). Por esse motivo, não espere possuir o mesmo nível de autocontrole que você tem quando está com fome e quando seu estômago está cheio. Da mesma forma, não espere que o alimento que você deseja tenha um gosto incrível ao comer (no estado "frio") como quando você o imagina enquanto deseja por ele (o estado "quente").

5. Tire medidas e fotos regulares do seu corpo. Sempre que você sentir um desejo, veja-as para se lembrar do quão longe você já chegou e que você não quer estragar isso sucumbindo a uma tentação.

6. Nos estágios iniciais da dieta, os desejos raramente desaparecem. Se você sabe que poderá satisfazê-los em apenas alguns dias (agendando dias do lixo), será mais fácil lidar com eles. Tudo o que você precisa fazer é adiá-los. Os dias do lixo semanais oferecem uma valiosa pausa psicológica, bem como outros benefícios para o seu corpo que podem ajudar a aumentar a sua taxa de perda de peso. Para obter os benefícios máximos, considere começar o seu dia do lixo com um treino e segui-lo com um dia de jejum (apenas não o siga com outro dia do lixo).

7. Não se sinta culpado quando cometer um deslize. Reconheça seu erro, aprenda a lição e siga em frente. Se você gastar muito tempo pensando nisso, pode comer motivado pela culpa e acabar regredindo.

Capítulo 3: Como se distanciar de alimentos pouco saudáveis

É uma longa e cansativa batalha lutar contra alimentos não saudáveis e sair vitorioso. Tentações, os pequenos soldados que os alimentos não saudáveis usam para atrair você para uma armadilha, estão em por toda parte. Mesmo que alguém o trancasse em uma sala cercada por pilhas de legumes e frutas por semanas, no momento em que você saísse, você correria até o mercado ou restaurante mais próximo em busca de algo não saudável.

Consequentemente, precisamos aprender a encontrar alternativas saudáveis e saborosas para alimentos não saudáveis (para que você não adie seus desejos, mas substitua-os completamente), aprender como melhorar o sabor de alimentos saudáveis (eles precisam de mais trabalho do que suas porcarias de sempre) e lidar com restrições do jeito certo. E esse é precisamente o tipo de conceito que abordaremos neste capítulo.

Busque alternativas saudáveis e saborosas

Sentir falta de seus alimentos favoritos como pizza, chocolate, sorvete ou batata frita não é a única razão pela qual as pessoas não conseguem superar os desejos. Eles também cedem porque nunca desenvolvem alternativas permanentes para eles. Aqui estão algumas das dicas que eu dei no livro anterior com alguns conselhos adicionais...

A menos que você desenvolva uma alternativa agradável aos alimentos pouco saudáveis que você ama, sempre sentirá tanta falta deles que resistir aos desejos será muito difícil.

Se não houver alimentos saudáveis que possam lhe dar pelo menos metade da satisfação dos alimentos pouco saudáveis, mais cedo ou mais tarde você não resistirá à tentação de comer. Em um mundo ideal, você conseguiria. No mundo real, a força de vontade raramente dura tanto tempo.

No entanto, você consegue adivinhar o quão fácil é manter uma dieta que permite que você coma tudo o que quiser? A chave é encontrar alternativas saudáveis que lhe darão o que você quer (que geralmente vem de alimentos não saudáveis).

Geralmente, há certas coisas que sentimos falta em um alimento não saudável. Do chocolate, talvez saudades do sabor doce. Talvez a textura e o sabor doce. Talvez apenas o cheiro. Se você deseja pizza, talvez o que você deseja mais é queijo derretido. Se você conseguir descobrir do que mais sente falta, será mais fácil encontrar alternativas.

Sejamos honesto: você não pode substituir o sabor perfeito e doce do chocolate que derrete na sua língua com um talo de brócolis sem graça. No entanto, você provavelmente pode fazer isso com (até certo ponto, o suficiente para não sentir falta de chocolate todos os dias):

- Todos os tipos de frutas vermelhas (morangos, framboesas, mirtilos - existe alguém que não os ame?),

- Chocolate amargo (é muito mais saudável e devido ao seu sabor profundo. Estamos falando aqui de 70% de cacau. você precisa de muito menos desse chocolate para satisfazer seu desejo por doce),

- Smoothies (apenas não exagere – é muita frutose),

- Mel de alta qualidade (há um mundo de diferença entre o mel barato de supermercado e as variedades orgânicas caseiras – experimente os vários sabores),

- Alfarroba (embora não seja algo que você pode comer diariamente como uma alternativa saudável, é melhor do que o chocolate tradicional).

Que tal pizza? Você pode aprender a fazê-la sozinho com farinha de trigo integral, molho de tomate caseiro, vegetais orgânicos e queijo de alta qualidade. Você também pode cozinhar uma frittata ou quiche, que podem imitar uma pizza muito bem.

Sorvete? Você pode comer iogurte natural congelado e misturar algumas frutas vermelhas em vez de comer sorvete industrializado. Você também pode fazê-lo você mesmo. Se você optar por sorvete tradicional, pelo menos, compre um sorvete com o menor número possível de ingredientes (por exemplo, sorvete simples de baunilha ou morango).

Batata frita? Ou aprenda como fazê-la em casa usando óleos saudáveis para fritá-la ou aprenda a fazer batatas assadas. Existem também várias alternativas com outros vegetais: palitos de pimentão bem temperados, palitos de cenoura frita, chips assados de abobrinha ou chips de couve.

Melhore o sabor de alimentos mais saudáveis

Especiarias e ervas têm muito a ver com sabor. Raramente um vegetal tem um gosto bom por si só. No entanto, se você adicionar a especiaria ou a erva certa, eles ficam muito mais saborosos, muitas vezes tão saborosos que você desenvolve um desejo por esses alimentos. Para lhe dar alguns exemplos, aqui estão especiarias e/ou ervas que mudam drasticamente o sabor de certos alimentos saudáveis:

1. Ovos: cebolinha, sal, e/ou pimenta do reino. Ovos mexidos podem ser um pouco sem graça. Adicionar esses temperos torna o sabor muito melhor. Se você não gosta de comer ovos sozinhos, coma-os

como um sanduíche com uma fatia de pão integral e queijo. Basta ter em mente que não saciará tanto quanto uma refeição em que os grãos são substituídos por uma porção adicional de vegetais.

2. Abobrinha: pimenta caiena, manjericão, cominho, alho em pó, orégano ou tomilho. Muitas ervas e especiarias combinam com abobrinha. Poucas pessoas gostam desse vegetal sozinho, mas adicionar apenas uma pitada ou duas de qualquer um desses intensificadores de sabor pode fazer muita diferença, especialmente se você grelhar. Isso também se aplica a muitos outros vegetais, como por exemplo a berinjela, abóbora ou moranga.

3. Arroz integral: açafrão, cominho ou shoyo. A maioria das pessoas acostumadas a comer arroz branco não ficam tão felizes com o sabor do arroz integral. Tente combiná-lo com açafrão ou cominho, ou adicione shoyo. Você também pode testar misturas de especiarias asiáticas com o arroz. Não esqueça que você não precisa só comer o arroz integral tradicional. O arroz selvagem ou o arroz negro também são alternativas saudáveis ao arroz branco. Você também

pode tentar alternativas ao arroz como quinoa, que, por sinal, é um pseudogrão perfeito para vegetarianos por ser uma fonte de proteína completa.

4. Sopa de legumes: sal, pimenta do reino, pimenta da Jamaica, folha de louro e/ou levístico. Além disso, adicione muitas cebolas para melhorar o sabor. As sopas de legumes simples e cotidianas são perfeitas para quem não gosta de cozinhar todos os dias. Você pode fazer uma grande panela de sopa na segunda-feira e comê-la até quinta-feira. Com a mistura certa de especiarias, você certamente pode desenvolver um desejo por sopa (como eu).

5. Batata: sal, alecrim, páprica, orégano, manjericão, pimenta caiena, endro e/ou salsinha. As batatas, quando comidas com moderação e não na forma de batata frita, não são tão pouco saudáveis quanto as pessoas acreditam. A chave é evitar fritá-las, optando por métodos mais saudáveis, idealmente cozinhando no vapor. Uma vez que você chegar em sua mistura perfeita de ervas e especiarias, as batatas cozidas no vapor podem se tornar mais atraentes do que as batatas fritas revestidas de óleo.

A forma como você cozinha vegetais (ou outros alimentos saudáveis) também faz toda a diferença. As batatas cozidas são diferentes das batatas assadas. A abobrinha cozida no vapor pode ter um gosto horrível para você, mas você pode acha chips de abobrinha assada algo viciante. O arroz integral sozinho pode ser sem graça, mas misturá-lo com feijão pode torná-lo uma das suas refeições básicas.

Você não precisa ser um cozinheiro perfeito para tentar diferentes maneiras de preparar alimentos saudáveis. É improvável que você erre ao seguir receitas básicas, como batatas assadas, chips de abobrinha ou legumes no vapor. E mesmo que você erre, na próxima vez será melhor.

Misturar certos vegetais em vez de comê-los sozinhos também pode fazer a diferença. Considere fazer uma salada; você provavelmente não comerá alface repolho roxo puros. No entanto, quando você os mistura com cenoura, pimentão, ovos, parmesão ralado e azeite, você pode ter uma refeição satisfatória e saborosa.

Experimentar pode ajudar muito a evitar, ou pelo menos reduzir consideravelmente os desejos por certos alimentos. Uma vez que você desenvolve alternativas permanentes que sejam tão saborosas (ou mais saborosas) quant o que você queria inicialmente, manter seus hábitos alimentares saudáveis fica mais fácil.

Se você não tem ideia de como substituir certos alimentos não saudáveis por alternativas mais saudáveis, digite "alternativas saudáveis para [alimentos não saudáveis que você deseja]" no Google. Embora nem todas as alternativas sejam tão saborosas como o que você deseja, talvez com alguns ajustes elas forneçam algumas ideias para criar uma refeição de substituição perfeita para frear os seus desejos.

Aborde esse exercício com a mente aberta. Algumas alternativas saudáveis serão ridículas (por exemplo, substituir macarrão por "ravioli de beterraba", uma das receitas que encontrei na busca de alternativas à massa). A maioria não será tão boa quanto o que você deseja. Mas esse será o seu ponto de partida.

Eu seria a última pessoa a dizer que os alimentos saudáveis são mais saborosos do que os não saudáveis. Nos estágios iniciais da dieta, quando você ainda está acostumado a sabores diferentes, mais viciantes, alimentos saudáveis são fracos substitutos ao sabor explosivo da pizza ou do sabor doce do refrigerante. No entanto, experimentar alimentos diferentes e se acostumar com diferentes sabores mais sutis, mais cedo ou mais tarde modificará suas papilas gustativas para passar a gostar de coisas que você nunca gostou antes. É como retreinar seu corpo para gostar do que é bom para ele.

Durante muito tempo, eu não toquei em brócolis ou couve-flor. Eles cheiravam mal e o sabor era ainda pior. Além disso, a maioria dos vegetais não tinha um visual, um cheiro ou um sabor particularmente sedutor. Foi só quando comecei a experimentar e aprendi a temperá-los adequadamente que desenvolvi uma afinidade por eles.

Hoje, quando vejo um prato de vegetais cozidos no vapor, penso nisso como uma refeição saborosa e não como uma punição por tentar ser uma pessoa saudável (você não vai longe com essa mentalidade). Se você continuar explorando novos sabores, mais cedo ou mais tarde encontrará alimentos saudáveis que não exigem força de vontade apenas para comê-los.

Faça um diário de alimentação

Os participantes de um estudo sobre perda de peso do Centro de Pesquisas em Saúde da Kaiser Permanente que mantiveram registros de dieta perderam o dobro do peso do que aqueles que não mantiveram registros[23].

Não há nada de mágico em diários. É como Keith Bachman, médica e clínica geral da Kaiser Permanente e especialista em gerenciamento de peso diz: "Manter um diário de alimentação não precisa ser algo formal. Apenas o ato de rabiscar o que você comeu em um post-it, enviar a si mesmo e-mails sobre cada refeição, ou enviar a si mesmo mensagens de texto já será suficiente. É o processo de refletir sobre o que comemos que nos ajuda a nos conscientizarmos sobre nossos hábitos e, assim esperamos, mudar nosso comportamento".

Essa prática também pode ajudar você a desenvolver uma maior autoconsciência e, consequentemente, melhorar sua autodisciplina quando em uma dieta. Comer uma pizza é uma coisa. Tornar-se dolorosamente consciente disso ao escrever isso em seu diário de alimentos torna o ato "mais real", uma prova de sua má escolha.

Se você puder combinar isso com o poder de se responsabilizar, mostrando seu diário de alimentação para um (exigente) familiar semanalmente, digamos, ficar longe de comidas não saudáveis será mais fácil.

Pegue leve nas restrições

Fazer dieta não é uma corrida de velocidade, é uma maratona. Se você tem mais de 20 quilos a perder, levará meses para atingir seu peso perfeito. Desde que você não tenha preocupações de saúde urgentes que exigem que você perca peso *agora mesmo*, não precisa começar sua dieta com regras excessivamente restritivas.

Designar um dia por semana como um dia do lixo é um bom caminho para facilitar as restrições, porque você não precisa ficar sem comidas pouco saudáveis. Você apenas adia esses alimentos por alguns dias e então pode comer de novo.

Mais tarde, se você sentir que não precisa mais de dia do lixo semanal, pode transformá-lo em algo quinzenal. Ou você pode designar refeições do lixo, e não dias do lixo. A ideia é começar com algo fácil, como escapadinhas semanais, e gradualmente comer alimentos não saudáveis cada vez menos.

Outra maneira simples de facilitar as restrições é começar sua dieta fazendo uma pequena mudança quase imperceptível em sua dieta.

Por exemplo, no primeiro dia, você substitui um tipo de alimento não saudável por algo mais saudável (por exemplo, mirtilos em vez de uma barra de chocolate). Então você mantém isso durante o tempo que for necessário até ser algo natural e cria outra restrição.

Você pode reduzir suas porções de alimentos não saudáveis em 10% (e aumentar suas porções de alimentos saudáveis em 10%), outra pequena mudança que, com tempo suficiente, se tornará uma das suas rotinas imperceptíveis no seu caminho para uma saúde melhor.

Uma ou duas semanas mais tarde (ou o tempo que for necessário para você se sentir pronto para seguir em frente), faça outra mudança. Por exemplo, pare de comer um grupo inteiro de alimentos não saudáveis (por exemplo, carnes processadas) durante a semana e permita-se comer apenas no dia do lixo programado.

Uma abordagem lenta e gradual será mais fácil para a sua força de vontade e, assim, ficará mais fácil se afastar de alimentos não saudáveis.

Livre-se gradualmente dos alimentos mais viciantes

Um estudo de 2015 sobre alimentos viciantes realizado pelos cientistas da Universidade de Michigan e do New York Obesity Research Center mostra que os 10 alimentos mais viciantes são[24]:

1. Pizza – uma classificação média de 4,01, sendo 1 o mais fácil de resistir e 7 o mais difícil de resistir

2. Chocolate – 3,73 (empate)

3. Batata chips – 3,73 (empate)

4. Cookies – 3,71

5. Sorvete – 3,68

6. Batata frita – 3,60

7. Cheeseburger – 3,51

8. Refrigerante (não diet) – 3,29

9. Bolo – 3,26

10. Queijo – 3,22

Sem surpresas, todos esses alimentos (talvez com exceção do queijo) são pouco saudáveis e deixam você com fome de novo rapidamente depois de comê-los. Se você quiser mudar as proporções e comer alimentos saudáveis de 80 a 90% do tempo (incluindo dias do lixo), comece a eliminar os alimentos do topo da lista primeiro, pois esses são os que mais enfraquecem sua força de vontade.

Faça uma transição lenta para alimentos menos viciantes e/ou alterne-os, de modo que mesmo que você se permita trapacear semanalmente, não coma os alimentos mais viciantes regularmente.

Se, por exemplo, você come pizza em todos os dias do lixo, coma a cada duas semanas e lentamente a substitua por algo menos viciante. Você pode comer pizza de massa integral ou fazê-la você mesmo para torná-la mais saudável e menos viciante. Você também pode alterná-la com batatas fritas, cheeseburger ou sorvete para comê-la apenas uma vez por mês.

Quanto menos você comer, mais fraco será seu vício. Então será mais fácil resistir, e você vai limpar seus hábitos alimentares de forma permanente.

Falando em alimentos viciantes, seja particularmente cauteloso com os alimentos que "eu vou comer só um pouquinho" – alimentos que você não consegue parar de comer depois de apenas um "pouco", como você prometeu. Um exemplo é a manteiga de amendoim. Poucas pessoas que gostam de manteiga de amendoim conseguem comer apenas colherada e parar.

O mesmo se aplica a outros alimentos geralmente ricos em gordura ou ricos em carboidratos, que lançam um feitiço sobre você no momento em que você come apenas uma pequena quantidade (a pipoca seria outro exemplo aqui – pouquíssimas pessoas comem apenas um punhado).

COMO SE DISTANCIAR DE ALIMENTOS POUCO SAUDÁVEIS: RECAPITULANDO

1. Se você não encontrar alternativas saudáveis e saborosas aos alimentos pouco saudáveis que você deseja, nunca poderá se distanciar eles. Fazer dieta é mais fácil quando você tem várias refeições saudáveis que você deseja comer (em vez de temê-las).

2. Pense do que você sente falta de um alimento não saudável específico e experimente alimentos que possam imitá-lo ou dar a você o que deseja. Por exemplo, se você quer comer chocolate, talvez queira algo doce. Nesse caso, frutas vermelhas, mel ou chocolate amargo com 70% ou mais de cacau podem dar conta do recado.

3. Especiarias e ervas podem fazer uma diferença enorme em alimentos saudáveis que geralmente têm um sabor suave. Mesmo uma simples adição de sal e pimenta é o suficiente para transformar um alimento anteriormente desagradável em algo que você ficará ansioso para comer.

4. Experimente várias formas de cozinhar alimentos saudáveis. Os vegetais cozidos têm um sabor diferente dos fritos, que têm um sabor diferente dos feitos no vapor.

5. Mantenha um diário de alimentação para se tornar mais consciente do que você colocou no seu corpo. Se você puder, encontre alguém que irá responsabilizá-lo conferindo o seu diário de alimentação a cada semana.

6. Pegue leve nas restrições. Não é necessário ser radical e parar de comer todos os tipos de alimentos não saudáveis para sempre. Mesmo que você demore meses antes de eliminar a maioria dos alimentos não saudáveis do seu cardápio diário, ainda é um passo na direção certa.

7. Alimentos altamente processados são os alimentos mais viciantes. Se você quiser se distanciar dos alimentos não saudáveis, comece com a eliminação desses alimentos primeiro. Se você já está em uma dieta e tem dias de lixo semanais, tente não comer o mesmo alimento viciante a cada semana. Alterne-o com outras opções para perder o vício.

Capítulo 4: Truque reconhecidos cientificamente para melhorar a saciedade

Existem duas abordagens que você pode usar para melhorar sua dieta:

Primeiro, você pode usar vários truques psicológicos para se motivar a continuar. Crie associações negativas a seus desejos, agende seus desejos para um dia do lixo ou se distraia com outra coisa.

A outra abordagem explorada neste capítulo é usar truques simples e embasados cientificamente para melhorar a saciedade e, consequentemente, tornar a força de vontade menos relevante.

Comer mais fibra alimentar

Muitos especialistas em nutrição recomendam comer alimentos ricos em fibras para aumentar a saciedade e reduzir a ingestão de calorias. No entanto, a realidade é diferente e, embora o conselho seja parcialmente verdadeiro, você não pode comer qualquer tipo de fibra para aproveitar esses benefícios.

De acordo com uma meta-análise de 2013 sobre o efeito da fibra na saciedade e na ingestão de alimentos, dos 38 tipos de fibras estudados para efeitos de saciedade, apenas o betaglucano, fibra de tremoço, farelo de centeio, grão de centeio integral ou uma dieta rica em fibras foram apoiados em mais de uma publicação como benéficos para a saciedade[25]. Alguns outros tipos de fibras foram apoiados em uma publicação, que, do ponto de vista científico, não é prova suficiente de que realmente sejam efetivos.

Consequentemente, existem apenas alguns tipos de alimentos ricos em fibras que vão melhorar a sua saciedade. Eles incluem:

- Betaglucano: aveia e cevada. O betaglucano também é encontrado em cogumelos como reishi, shiitake, chaga e maitake[26].

- Fibra de tremoço: tremoço em grãos.

- Farelo de centeio, pão de centeio integral e alimentos similares.

Se você vai comer pão durante a dieta, opte por pães integrais de centeio, aveia ou cevada. Quando comparados ao pão branco tradicional, esses alimentos serão mais saciantes e, possivelmente, reduzirão a ingestão de calorias em geral.

Tenha em mente que isso não significa que não vale a pena comer outros alimentos ricos em fibras alimentares. A fibra fornece mais benefícios do que apenas um aumento da saciedade. Os vegetais ainda devem ser um alimento básico de sua dieta. As fontes de fibra acima mencionadas podem apoiá-lo durante a dieta, especialmente quando você quer continuar comendo grãos durante ela.

Comer mais proteína

A proteína dá mais saciedade que gorduras ou carboidratos[27]. Se você comer uma dieta rica em proteínas, sentirá fome com menos frequência do que uma pessoa que come menos. Isso também ajudará você a perder mais massa gordurosa.

Um estudo dinamarquês mostrou que um grupo que seguiu uma dieta reduzida em gordura (30% da energia) e rica em proteína (25% da energia) por 6 meses alcançou uma perda de peso substancialmente maior (9,4 x 5,9 kg) do que um grupo que segue a mesma dieta com pouca gordura, mas menos proteína (12% de energia)[28].

Após 12 meses, a perda de peso do grupo de proteínas elevadas não foi significativamente maior do que o grupo de proteína média (6,2 e 4,3 kg), mas apresentou redução 10% maior no tecido adiposo intra-abdominal (em termos leigos, gordura da barriga).

Um artigo de 2008, "Protein, Weight Management, and Satiety" ("Proteína, Gerenciamento de Peso e Saciedade") concluiu que "um aumento moderado no consumo de proteínas em associação com a atividade física e uma dieta com controle de energia pode melhorar a regulação do peso corporal ao... aumentar a saciedade"[29].

Saciedade é a palavra-chave aqui. Como o professor australiano Manny Noakes, da

Commonwealth Scientific and Industrial Research Organization escreve em seu artigo de 2008, "Estudos comparando dietas ad libitum de alta proteína com dietas ricas em carboidratos geralmente mostraram maior perda de peso na de maior consumo proteico e uma maior saciedade foi o fator mais importante na perda de peso"[30].

OK, já chega de estudos. Como você pode aplicar isso tudo à sua dieta? É simples: aumente a quantidade de proteína em sua dieta. Você terá menos probabilidades de ficar com fome. Consequentemente, você comerá menos e perderá peso com mais rapidez e com menos problemas.

Você não precisa necessariamente contar todas as gramas de proteína em sua dieta. Certifique-se de comer pelo menos um alimento rico em proteínas em cada refeição para obter aproximadamente 30 a 40 gramas de proteína por refeição. Se você preferir contar, 2,3 a 3,1 g por kg de massa magra[31] é a quantidade de proteína que você deve consumir durante a dieta.

Alimentos ricos em proteína incluem:

- Carne – opte por carne magras como frango ou peru. Evite carnes processadas (salsichas, linguiças, carne enlatada).

- Peixe – escolha peixes selvagens em vez de cultivados.

- Ovos – considerados a proteína perfeita. Prefira os caipiras e sem gaiolas.

- Laticínios – boas opções incluem queijo cottage, iogurte grego, queijo suíço de alta qualidade e leite semidesnatado ou integral.

- Quinoa – uma fonte vegetariana com todos os aminoácidos essenciais.

- Legumes – geralmente combinados com arroz para formar uma proteína completa e forte.

Em geral, as fontes de proteína animal são melhores do que as fontes vegetais porque fontes animais contêm todos os aminoácidos essenciais. A maioria das fontes vegetais não contêm todas elas, então, você tem que combinar várias fontes para obter todos os aminoácidos que seu corpo precisa.

Embora seja possível aumentar a sua ingestão de proteínas com suplementos (sendo o whey protein, do soro do leite, a mais utilizada), é sempre melhor optar por alimentos integrais. Eles são mais saciantes do que um shake e tem um sabor melhor também.

Se você acha difícil comer proteínas o suficiente, não gosta de cozinhar muito, não tem tempo para cozinhar ou simplesmente quer complementar a ingestão com suplementos, escolha whey protein. Comida de verdade é sempre melhor que os suplementos, mas a proteína do soro do leite pode ser uma adição válida à sua dieta, seja você ou não um fisiculturista.

De acordo com um estudo de 2013 feito pelos cientistas japoneses Rie Tsutsumi e Yasuo M. Tsutsumi, os peptídeos e as proteínas encontradas na proteína do soro de leite provavelmente resultarão em mudanças benéficas tanto para indivíduos saudáveis quanto para doentes[32].

Alguns dos potenciais efeitos benéficos da proteína do soro de leite incluem: níveis reduzidos de insulina em jejum em obesos e pessoas em sobrepeso[33], aumento da saciedade quando comparado com a caseína[34] (o queijo é feito principalmente de caseína), redução da ingestão de alimentos quando consumido como bebida de iogurte enriquecido com soro de leite[35] e gasto de energia em repouso quando consumido antes de dormir[36].

Tenha em mente que, embora todos esses benefícios pareçam incríveis, você pode aproveitar os mesmos benefícios, se não outros melhores, simplesmente com uma dieta rica em proteínas de alimentos reais e não processados. A proteína do soro de leite não é necessária para uma saúde otimizada, mas pode ajudar se, de outra forma, você tem dificuldade de consumir proteína suficiente.

Escolha os alimentos mais saciantes e foque no volume

Um estudo de 1995 conduzido por Suzanna Holt e seus companheiros pesquisadores da Universidade de Sydney a respeito de um índice de saciedade de alimentos comuns mostrou que os alimentos que mais pesam são os melhores para satisfazer a fome (independentemente do número de calorias que contenham). O alto teor de proteína, fibra e água foi correlacionado com o aumento da saciedade, enquanto o teor de gordura e a palatabilidade foram negativamente associados ao mesmo fator.

A diferença de saciedade entre 38 alimentos estudados foi surpreendente. As batatas cozidas (com a maior pontuação no Índice de Saciedade) se mostraram sete vezes mais saciantes do que um croissant (com a menor pontuação no Índice de Saciedade).

Com base em parte dessas descobertas, o site líder em dados nutricionais, NutritionData.Self.com, criou uma fórmula matemática que prevê a saciedade a partir do conteúdo de nutrientes de um determinado alimento ou receita[37].

O Fator de Saciedade resultante, que se situa dentro do intervalo de 0 a 5 (com números mais elevados sendo os mais saciantes), facilita a busca de alimentos que são melhores para saciar sua fome e, assim, reduzir sua fome e ajudar você a manter melhor a dieta.

Alguns dos alimentos comuns com maior fator de saciedade incluem:

- Broto de feijão,

- Melancia,

- Toranja.

- Cenoura,

- Laranja.

Alguns dos alimentos comuns com menor fator de saciedade incluem:

- Manteiga,

- Batata frita,

- Mel,

- Pão branco,

- Sorvete.

Se você está procurando os alimentos com mais saciedade em um determinado grupo de alimentos, pode acessar o NutritionData.Self.com. Acesse o Nutritional Target Map Search e clicar na área superior direita do gráfico (para que ele mostre fator de saciedade e a classificação de 5.0). Os alimentos resultantes serão os mais saciantes e mais densos nutricionalmente.

Não é de surpreender que os alimentos mais saciantes sejam vegetais e algumas frutas. Se você buscar volume nesses alimentos, você não vai sentir fome como com outras escolhas.

Se você quer sentir a diferença, coma meio quilo de brócolis (use especiarias para torná-lo mais saboroso). O fator de saciedade do brócolis é de 4,2 e meio quilo de brócolis tem cerca de 175 calorias (cerca de 5-15% da ingestão calórica diária de uma pessoa em dieta). Observe quanta fome você sente após duas horas dessa refeição.

Em seguida, compare-a com cerca de duas fatias de pão branco torrado, com um fator de saciedade de 1,9. Duas fatias, que pesam cerca de 50 gramas, contêm aproximadamente a mesma quantidade de calorias que meio quilo de brócolis, que é dez vezes maior em volume. Você provavelmente não terá que esperar duas horas para sentir fome novamente depois de comer uma refeição tão insatisfatória. Provavelmente, você ainda terá fome logo após a refeição.

Outro benefício de alimentos saciantes é que é muito difícil comê-los demais. Você não consegue consumir milhares de calorias de, digamos, cenouras cruas de uma só vez, o que exigiria comer mais 2,5 kg delas. Agora compare com um pequeno saco de batata chips de 230 gramas, que possui 1.242 calorias.

Essa é a diferença poderosa ao fazer dos vegetais a base de sua dieta em comparação com manter seus hábitos alimentares antigos e pouco saudáveis, que não conseguem nem deixar você satisfeito por trinta minutos.

Prepare refeições com alimentos com alto fator de saciedade e sua dieta exigirá muito menos força de vontade para seguir. Idealmente, crie várias refeições saciantes básicas que você pode preparar em menos de 15 minutos, e se você estiver com fome, lanche com elas.

TRUQUES RECONHECIDOS CIENTIFICAMENTE POR MELHORAR A SACIEDADE: RECAPITULANDO

1. Existem alguns tipos de alimentos ricos em fibras alimentares que comprovadamente aumentam a saciedade e, consequentemente, reduzem a quantidade de calorias que você precisa consumir para se sentir satisfeito. Eles incluem: aveia, cevada, pão de centeio integral, tremoço e cogumelos como reishi, shiitake, chaga e maitake.

2. A proteína é mais saciante do que gorduras ou carboidratos. Isso ajuda a obter mais perda de gordura e, em particular, queimar mais gordura da barriga. Tente comer aproximadamente 30 a 40 gramas de proteína por refeição, ou 2,3 a 3,1 g por kg de massa corporal magra por dia para aproveitar os efeitos benéficos da proteína.

3. Alimentos ricos em proteínas incluem carne, peixe, ovos, laticínios, quinoa e leguminosas. As fontes de proteínas animais são mais benéficas porque contêm todos os aminoácidos essenciais que seu corpo precisa para funcionar corretamente. A proteína

de soro de leite pode ser uma adição valiosa à sua dieta se você não pode fornecer ao seu corpo proteínas suficientes.

4. Nem todos os alimentos são iguais em saciedade. Use o fator de saciedade para encontrar os alimentos mais saciantes e faça deles a base de sua dieta. Em geral, os alimentos que mais saciam são vegetais (incluindo couve, brócolis, couve-flor, etc.) e alguns tipos de frutas como melancias e laranjas. Alimentos altamente processados geralmente têm pouco efeito sobre a saciedade, e eles deixam você com tanta fome quanto antes de comê-los.

Capítulo 5: Os problemas e desculpas mais comuns relacionados à força de vontade ao se fazer dieta

A dieta vem com muitos desafios, e embora alguns deles sejam legítimos, muitos são desculpas disfarçadas. Neste capítulo, abordaremos alguns dos problemas mais comuns ao se fazer dieta que, na verdade, são apenas racionalizações convenientes para seguir comendo alimentos não saudáveis.

Uma vez que conhecer as soluções para esses problemas, você não poderá mais criar desculpas, pois ao fazer isso, você somente descobriria que não é um problema legítimo, mas apenas uma falta de autodisciplina da sua parte.

Eu como alimentos não saudáveis porque não tenho tempo

Problema subjacente: você não tem autodisciplina suficiente para criar maneiras eficientes em termos de tempo para preparar alimentos saudáveis (e mudar sua rotina para introduzir essas ideias em sua vida).

De todas as desculpas para comer alimentos não saudáveis, essa é uma das mais notórias, e também uma das mais fáceis de lidar. Veja como você pode resolver esse problema:

1. Estocar alimentos congelados.

De acordo com o estudo liderado por Ronald B. Pegg no Departamento de Ciência e Tecnologia de Alimentos da Universidade da Geórgia, os vegetais congelados são semelhantes e às vezes melhores do que os frescos. Como os cientistas observam: "Isso faz sentido, considerando que esses vegetais geralmente são congelados ainda frescos, (o que suspende/ interrompe seu envelhecimento e sua perda de nutrientes) imediatamente após a colheita. Os vegetais congelados também são muitas vezes escolhidos no pico da temporada"[38].

Os alimentos congelados não demoram muito para serem preparados. Na verdade, em muitos casos, tudo o que você precisa fazer é cozinhá-los no vapor por quinze minutos e eles estarão prontos. Muitas vezes, uma refeição completa não exige muito mais do que temperar os alimentos.

Quanta força de vontade você precisa para comprar alguns sacos de alimentos congelados e colocá-los na panela? Isso não envolve limpar, cortar ou sequer pensar em quais vegetais usar. Está tudo pronto para você.

2. Cozinhe refeições que você pode armazenar por alguns dias.

Minha sugestão favorita aqui são as sopas. É verdade que leva algum tempo para prepará-las se precisar limpar e cortar todos os vegetais, mas se você preparar uma panela grande, ela durará bons 3 ou 4 dias. Reaquecer a sopa não exige nada de você além de mexer de vez em quando.

Outros alimentos que podem ser armazenados por alguns dias e ainda ficam com um gosto bom são frittatas, chili, vegetais assados e saladas.

Realmente é demorar demais gastar uma hora para cozinhar comida suficiente para durar três ou quatro jantares?

3. Tenha alguém que cozinhe para você.

Se você puder pagar, considere encomendar sua comida de um serviço de entrega de refeições saudáveis.

Há mais e mais empresas que preparam refeições saudáveis e as entregam direto em sua porta. A maioria delas oferece alguns menus diferentes para você escolher; incluindo opções vegetarianas, paleo e low-carb.

Embora seja definitivamente mais caro pedir comida de tal serviço do que cozinhar você mesmo, isso pode poupar muito tempo que você pode investir em algo que será mais lucrativo no final (por exemplo, aumentar sua empresa ou trabalhar mais para conseguir uma promoção).

Restaurantes saudáveis também são uma opção, embora eles não necessariamente economizem muito tempo. Afinal, você tem que sair de sua casa e esperar até que eles cozinhem a comida para você.

Não se esqueça de que há mais opções para que alguém mais possa cozinhar para você do que apenas essas duas. Se você tem um colega de quarto que gosta de cozinhar, pode pagá-lo para cozinhar uma refeição adicional para você. Se puder pagar, você também pode contratar um cozinheiro de meio período (embora talvez não um chefe de fama internacional, mas simplesmente uma pessoa que gosta de cozinhar e esteja procurando uma maneira de ganhar algum dinheiro extra, por exemplo, um aposentado).

4. Perceba que se você não tiver tempo para a saúde, você terá que ter tempo para a doença.

Se você tem uma dieta não saudável, adoecer não é questão de "se", mas de "quando". Hipertensão, diabetes, doenças cardíacas, níveis elevados de colesterol, câncer, úlceras, dor nas costas e cálculos biliares são apenas alguns distúrbios e doenças que uma pessoa obesa irá desenvolver, mais cedo ou mais tarde.

Se você valoriza tanto o seu tempo, faz mais sentido desenvolver hábitos saudáveis (e eficientes em termos de tempo) para se proteger desses problemas. No final, tanto o custo financeiro quanto o de tempo com transtornos e doenças serão muito maiores do que a prevenção.

Eu não posso pagar por comidas saudáveis

Problema subjacente: você não tem autodisciplina suficiente para aprender quais alimentos saudáveis são baratos, o que você pode fazer com eles para preparar refeições saborosas e como calcular os custos a longo prazo de "economizar" com alimentos saudáveis.

Alimentos saudáveis podem ser mais baratos do que as besteiras. Por exemplo, a maioria dos vegetais e frutas custam pouco quando comparadas com alimentos altamente processados. Se você os compra de uma feira de Produtores locais, é ainda mais barato.

De acordo com uma meta-análise de 2013 dos cientistas da Escola de Saúde Pública de Harvard, um dia de alimentos mais saudáveis custou cerca de US$ 1,50 por dia a mais do que os menos saudáveis[39].

Isso é cerca de US$ 550 a mais por ano, mas não esqueçamos dos custos de *não* comer alimentos saudáveis. Os medicamentos comuns podem rapidamente somar mais de $ 550 por ano, e muito mais se você sofre de problemas crônicos de saúde. E ainda há os custos crescentes com planos de saúde, os custos de fazer uma consulta médica (tempo, combustível), etc. Ainda vale a pena "economizar dinheiro" em alimentos pouco saudáveis?

Você não precisa necessariamente comprar tudo orgânico. Os vegetais ainda são vegetais, e é melhor comer vegetais não orgânicos do que não comê-los. Quando os cientistas estudam os efeitos benéficos dos vegetais e dos alimentos, eles costumam estudar vegetais convencionais, não os orgânicos, então não se preocupe em não obter os benefícios saudáveis de comer vegetais se você não puder pagar pelos orgânicos.

Alimentos saudáveis geralmente são mais saciantes que os não saudáveis. Como já abordamos no capítulo anterior, você precisaria comer mais de dois quilos e meio de brócolis para obter a mesma quantidade de calorias que um saquinho de batata chips. No entanto, um pacote de batata chips não o satisfaria, enquanto que apenas meio quilo de brócolis pode ser suficiente para saciá-lo.

Consequentemente, vegetais e frutas que geralmente custam um dólar ou menos fornecerão uma refeição mais satisfatória e saciante no final. Embora seja um pouco mais caro, comer alimentos saudáveis é mais vantajoso do que comer fast food.

Alimentos saudáveis têm gosto ruim

Problema subjacente: você não tem autodisciplina suficiente para fazer alguns experimentos na cozinha e criar refeições básicas, saborosas e saudáveis.

Alguns alimentos saudáveis são realmente ruins. Mas dizer que todos eles não são saborosos é apenas uma desculpa para racionalizar por que você continua comendo junk food.

Não é preciso muita energia e tempo para criar algumas refeições básicas para que você sempre tenha algo saboroso para comer sempre que estiver com fome. Esses tipos simples de alimentos podem incluir sopas, receitas à base de batata e vegetais (por exemplo, batatas cozidas com brócolis e ovo frito), arroz e feijão, omeletes e outras comidas à base de ovos.

Como já abordamos no Capítulo 3, especiarias e ervas fazem muita diferença para o sabor de muitas refeições saudáveis. Até mesmo usar a quantidade certa de sal e pimenta já pode tornar um alimento sem graça algo saboroso. Tudo o que você precisa é um mínimo de força de vontade para cozinhar algumas refeições e aprender a temperá-las para um sabor perfeito.

Quando eu tentei cozinhar uma sopa de vegetais pela primeira vez ficou algo extremamente sem graça. Era intragável. No entanto, descobri que não usei sal, pimenta e outras especiarias o suficiente. Cada vez que tentei novamente, eu melhorei minha combinação de especiarias. Hoje, minha sopa de vegetais, um alimento básico na minha dieta que costumo cozinhar o suficiente para três dias, é deliciosa, com uma combinação ideal de especiarias e ervas que enriquece o sabor.

Se você não ficar desanimado após suas primeiras tentativas, desenvolverá suas próprias receitas que serão saudáveis e saborosas. E seus convidados também vão amar.

Se você achar difícil cozinhar ou nunca consegue temperar direito, compre misturas prontas de temperos. Por exemplo, você pode comprar uma mistura de tempero para purê de batata, ou comprar uma mistura pronta de especiarias para usar em uma sopa de vegetais. Alguns alimentos congelados vêm com misturas de especiarias, de modo que não tem como ficar mais fácil. Basta cozinhar os vegetais e temperá-los com o que o fabricante forneceu (certifique-se de que a mistura não contenha nenhum realçador de sabor não saudável como o glutamato monossódico).

Por último, mas não menos importante, muitos alimentos saudáveis são deliciosos sem qualquer adição. Isso inclui maçãs, bananas, frutas vermelhas, iogurte grego, nozes ou melão. Queijo de alta qualidade, aveia e ovos também podem formar refeições saudáveis e saborosas sem muito tempo de cozimento ou a necessidade de adicionar muitos temperos.

Eu passo fome em dietas

Problema subjacente: você continua com as comidas não saudáveis ou não consegue lidar com os desejos por alimentos não saudáveis.

Se você está constantemente com fome em uma dieta de perda de peso, há algo de errado com isso. Apesar de você não conseguir evitar uma sensação ocasional de fome quando fornece ao seu corpo menos calorias do que ele precisa, seguir algumas regras simples pode fazer com que isso deixe de ser um problema:

1. Sempre comece suas refeições com uma porção de proteína, o nutriente mais saciante. Os alimentos ricos em proteínas incluem carne, peixe, ovos, laticínios, feijão e quinoa.

2. Cada refeição deve vir com uma porção de vegetais (idealmente) ou frutas. Vegetais (juntamente com algumas frutas) são os alimentos mais saciantes

3. Beba bastante água. É possível que você confunda fome com sede. Sempre que sentir fome,

tome um copo de água. Se passar, você precisa beber mais água, não consumir mais calorias.

A sensação de fome também pode estar relacionada à ingestão de alimentos sem graça e insatisfatórios. Embora eles possam preencher seu estômago, muitas vezes você ainda sente fome após a refeição devido ao seu sabor fraco. Você está com fome de algo específico. Certifique-se de que suas refeições satisfaçam suas papilas gustativas e ainda sejam boas para você.

Outra possível razão para se estar com fome em uma dieta é quando seu déficit é muito alto. Normalmente, não faz sentido criar um déficit de longo prazo com mais de 500 calorias ou mais por dia (3500 kcal por semana), pois a dificuldade aumentada de resistência às tentações pode levar a uma falha na dieta em vez de ajudar você a perder peso mais rapidamente.

Por que fazer isso se eu vou ganhar peso novamente?

Problema subjacente: a atitude errada.

Se você começar sua dieta pensando no fracasso, não tem sentido fazer dieta. Você definitivamente ganhará peso e, provavelmente, ainda mais do que antes.

Atitude positiva e autoconfiança são uma das chaves do sucesso. Até você corrigir sua atitude e começar a acreditar que você pode fazer mudanças permanentes em sua vida, é uma perda de tempo tentar perder peso.

Desenvolver uma mentalidade positiva começa com a confiança na sua capacidade de mudança. Se você nunca teve muita sorte em fazer mudanças permanentes em sua vida, comece com algo pequeno.

Considere introduzir pequenos hábitos em sua vida e repita-os até se tornar uma parte inerente da sua vida. Mesmo um hábito pequeno como usar fio dental diariamente pode ajudar a gerar mais crença em você mesmo e em sua capacidade de mudar.

Uma vez que você tiver alguma experiência com automudança a seu favor, seguir uma dieta ou mudar alguns de seus hábitos alimentares será menos desafiador. Você terá algumas lições para tirar de suas tentativas anteriores de mudanças bem-sucedidas e isso ajudará na sua determinação.

A autodisciplina é como um músculo. Se você nunca esteve na academia e um treinador falar para você levantar 130 quilos do chão, você não conseguirá fazer isso. Mas se ele falar para você começar com 20 quilos e aumentar o peso semanalmente, mais cedo ou mais tarde você estará malhando com 130 quilos.

Com a dieta é a mesma coisa. Se você tem pouca força de vontade e pouca experiência com a introdução de novos hábitos, não precisa necessariamente começar com uma dieta completa. Comece com o hábito de comer uma porção de vegetais por dia. Sinta a sua força de vontade se fortalecer. Em seguida, adicione outro hábito. Por exemplo, limite os doces para três vezes por semana.

Quando você sentir que sua autodisciplina pode suportar mais restrições e começar a acreditar em sua capacidade de fazer mudanças permanentes, considere começar uma dieta propriamente dita.

Eu mereço uma guloseima

Problema subjacente: pequenas recompensas instantâneas significam mais para você do que as adiadas, mas mais valiosas.

Eu sei que é tentador comer algo doce depois de um dia difícil. Uma caminhada de uma hora faz com que você sinta que merece se recompensar pelo esforço. É bom se sentar na frente da TV com batata chips ou pipoca de microondas e uma lata de refrigerante.

Em todos esses casos, é como dar um passo para a frente e dois passos para trás. Você queima 200 calorias em sua caminhada e consome 500 como recompensa. Você resiste às tentações durante todo o dia só para perder seu esforço à noite.

As guloseimas podem funcionar uma vez que estejam limitadas aos dias do lixo e sirvam como uma pausa pouco frequente. No entanto, se você se recompensa consistentemente com algo que o faz regredir, essa se torna uma forma segura de fracassar.

Há dois problemas para resolver aqui. Em primeiro lugar, você está roubando o seu eu futuro em benefício do seu eu presente. Provavelmente, você faz isso porque acha difícil imaginar as consequências. Em segundo lugar, é possível que falte algo em sua dieta ou você simplesmente não tenha encontrado uma recompensa que não prejudique sua dieta.

Você pode resolver o primeiro problema ao visualizar com frequência o seu eu futuro para torná-lo mais real. As escolhas que você faz hoje moldarão a pessoa na qual você se tornará amanhã.

Recompensar-se constantemente com guloseimas é ótimo hoje, mas a visão de você como uma pessoa com excesso de peso ou obesidade também parece algo bom? Cada vez que você diz "eu mereço uma guloseima" (fora do dia do lixo), também diz "eu prefiro ganhar $ 5 hoje do que $ 1000 em algumas semanas". Isso parece inteligente?

Se você está tentado a se recompensar diariamente, talvez haja algo de errado com sua dieta. Talvez faltem alimentos satisfatórios, ou talvez você tenha treinado a si mesmo para se recompensar apenas com comida. Crie maneiras alternativas de agradar a si mesmo.

Receber uma massagem pode ser tão gratificante, senão mais, do que comer um cachorro-quente, e será muito mais benéfico para a sua saúde. Fazer uma viagem de fim de semana pode ser um grande prazer por todo o progresso que você fez na semana passada com sua dieta sem reverter tudo isso com algumas guloseimas aqui e ali.

Cada vez que você quiser se recompensar, pense primeiro em maneiras não relacionadas com comida. E se você ainda quiser se recompensar com comida, faça escolhas saudáveis e saborosas, como uma porção maior de frutas vermelhas, laticínios de alta qualidade ou pão integral.

É a minha genética

Problema subjacente: incapacidade de reconhecer sua fraqueza e assumir a responsabilidade por suas decisões ruins.

Exceto por algumas condições genuínas (hipotireoidismo, síndrome de Cushing, depressão), a obesidade não tem razões médicas fora do seu controle. É apenas uma questão de falta de autodisciplina ou falta de vontade de assumir a responsabilidade pela sua situação atual, em vez de ficar botando a culpa em outra coisa que não tem nada a ver com isso.

Os genes podem afetar até certo ponto se você é obeso ou em forma? Claro que sim. É uma desculpa legítima para você estar com sobrepeso se você pode fazer algo a respeito? Na verdade, não. Muitas pessoas foram obesas por muito tempo, mas agora estão em forma e saudáveis.

Eu também estava com excesso de peso. Eu poderia dizer a mim mesmo que é assim, que eu sou desse jeito. Mas, em vez disso, aceitei que era minha responsabilidade cuidar da minha saúde, e não algo que eu não posso controlar por causa de X ou Y.

Tomar posse de todas as suas decisões, erros, sucessos e falhas é o primeiro passo que você precisa dar para abandonar a mentalidade de vítima e a necessidade de racionalizar tudo culpando fatores externos. Comece hoje, percebendo que seu peso não é o resultado de coisas fora de seu controle, mas de coisas muito controláveis, como seus hábitos, escolhas e atitudes.

Eu amo comer

Problema subjacente: ser excessivamente restritivo com a sua dieta, bem como ter prioridades erradas na vida.

Não vou discordar: comida pouco saudável costuma ter um sabor melhor do que comida saudável. Caso contrário, não seria tão difícil desistir delas. No entanto, se você não se restringir demais em sua dieta, ainda pode desfrutar de seus alimentos favoritos e experimentar novos sabores, só não tão regularmente quanto antes.

Por exemplo, você pode agendar dias do lixo semanais ou quinzenais e comer o que deseja e o quanto você quiser nesses dias. Com essa abordagem, você terá o melhor dos dois mundos, perdendo peso e podendo comer o que quiser de vez em quando.

Há também um segundo problema com essa racionalização: a falta das prioridades certas. Mesmo que você ame comer, priorizar a saúde ainda deve ser importante para você. Afinal, como você vai aproveitar a comida quando ficar doente? Se você não prestar muita atenção ao valor nutricional dos alimentos e, em vez disso, apenas se concentrar no sabor, ficar doente não é questão de "se", mas de quando.

Satisfazer suas vontades de vez em quando é bom, desde que você estabeleça suas prioridades e consuma comida saudável de 80 a 90% do tempo. Você pode gastar os 10 a 20% restantes comendo o que quiser (e fazer isso enquanto vivencia uma saúde melhor). Ou, o que é mais provável, uma vez que você mudar e comer alimentos saudáveis de 80 a 90% do tempo, você vai sentir mais prazer comendo o que é bom para você, o que será um resultado ainda melhor.

OS PROBLEMAS E DESCULPAS MAIS COMUNS RELACIONADOS À FORÇA DE VONTADE AO SE FAZER DIETA: RECAPITULANDO

1. Se você não tem tempo para comer alimentos saudáveis, você pode: armazenar alimentos congelados, cozinhar antecipadamente para alguns dias ou fazer com que alguém cozinhe por você (usando um serviço de entrega de comida, indo a uma restaurante saudável ou pedir para o seu colega de quarto/membro da família cozinhar para você). Além disso, não esqueça que, se você não tiver tempo para a saúde, terá que ter tempo para a doença. E, no final, será mais dispendioso do que desenvolver hábitos saudáveis.

2. A maioria dos vegetais e frutas são mais baratos do que alimentos não saudáveis. Eles também satisfazem mais, então será mais fácil manter a dieta, pois você sentirá fome com menos frequência do que se você optasse por um fast food barato.

3. A comida saudável não tem graça se você não faz nenhum esforço para aprender a torná-la saborosa. Saiba como cozinhar algumas refeições básicas com a combinação certa de especiarias e ervas e seu problema estará resolvido. Você também pode comprar misturas prontas de tempero, de modo que tudo que você precise fazer é cozinhar alguns vegetais e usar o tempero para ter uma refeição saborosa e saudável.

4. Se você passa fome em uma dieta, deve aumentar a quantidade de proteína que você consome. Também é possível que você não coma vegetais e frutas o suficiente, que são os alimentos mais saciantes. Não espere se sentir satisfeito se comer alimentos com baixo fator de saciedade. É possível que você não tome água suficiente e confunda a fome com sede. Não beber líquidos o suficiente pode resultar em dores de cabeça ou sensações semelhantes à fome. Por fim, certifique-se de que seu déficit calórico não seja muito desafiador.

5. Se você não acredita na sua capacidade de mudar, não comece uma dieta até que desenvolva

mais força de vontade e acredite em si mesmo. Considere a introdução de pequenas mudanças positivas em sua vida até compreender a formação de novos hábitos. Em seguida, comece a ajustar a sua dieta, e vá com tudo quando mais pensar mais: "Eu vou ganhar o peso de volta de qualquer maneira".

6. Se você der guloseimas a si mesmo o tempo todo, nunca alcançará seu objetivo enquanto continua dando um passo para a frente e dois para trás. Substitua suas recompensas em comida por oura coisa, como uma massagem ou uma viagem. Além disso, não se esqueça de que as recompensas que você recebe hoje são as recompensas que o seu eu futuro terá que pagar: um progresso lento (ou nenhum progresso), piora na saúde ou uma incapacidade total de fazer dieta (e ter que começar do zero novamente).

7. É fácil culpar seus genes ou quaisquer outros fatores externos por sua obesidade. No entanto, em 99% dos casos, a única pessoa que você pode culpar é você. Assuma a responsabilidade por cada decisão que toma e perceba que sempre foi você, não o

ambiente ou coisas fora do seu controle, que o colocou em sua situação atual.

8. Se você ama comer, isso não significa que você não possa perder peso. Use dias do lixo para se recompensar e tente sentir prazer em comer o que faz bem para você. Com mais saúde, você viverá mais tempo, então poderá desfrutar da comida por mais tempo, também.

Capítulo 6: Desenvolvendo um estilo de vida autodisciplinado

Fazer dieta é o primeiro passo da transição para um estilo de vida saudável, mas não o último. Muitas pessoas cometem o erro de pensar que uma dieta de perda de peso resolverá todos os seus problemas. Na realidade, sua dieta é apenas um aspecto para você se tornar uma pessoa mais saudável.

Neste capítulo, abordaremos como ter um estilo de vida que vai desenvolver a sua autodisciplina de forma holística, permitindo não só que você perca peso e mantenha os resultados, mas também que se torne mais vibrante e feliz. Quando você combinar os conselhos deste capítulo com todas as dicas dos capítulos anteriores, terá tudo o que precisa para transformar sua vida.

Encontre algo para gostar além de comida

E não, não estou insinuando que a comida é a única coisa que você gosta na vida. O que quero dizer é que quanto mais fontes (saudáveis) de prazer e realização você tiver em sua vida, mais poder de mudança você terá como pessoa. Fazer dieta é um ótimo começo, mas você pode juntar isso com várias outras coisas que produzirão um efeito sinérgico.

Na época em que perdi peso, fiquei mais interessado em crescer como pessoa. Uma coisa levou a outra e eu me tornei um louco por crescimento pessoal. Eu notei que existem vários catalisadores que podem multiplicar os efeitos benéficos de mudar seus hábitos alimentares:

1. Introduzir mais atividade física em sua vida e não fazer isso por causa do exercício, mas por puro prazer. Se eu não tivesse gostado de musculação, eu não teria continuado a praticá-la. Mas eu o fiz, e isso se tornou um dos catalisadores de mudança para mim.

A musculação levou à minha obsessão por excelência física. Comecei a fazer longos passeios de bicicleta para melhorar minha resistência.

Experimentei a corrida para aumentar minha velocidade. Comecei a nadar regularmente para melhorar minha respiração. Entrei no tênis para dominar um esporte desafiador combinando o aspecto físico e mental. E, mais recentemente, eu me apaixonei pela escalada indoor.

Eu não parei por aí. Ainda há muitas atividades e esportes que eu gostaria de experimentar ou praticar regularmente. Já não é possível para mim retornar aos meus antigos hábitos, como uma dieta não saudável e um estilo de vida sedentário. Isso me impedirá de fazer o que eu amo. Esse é o tipo de coisa que garante uma mudança permanente.

2. Trabalhar sua vida social. Somos criaturas sociais e, além da saúde, nada afeta mais a nossa felicidade do que as pessoas que nos rodeiam. Como uma pessoa tímida no passado, eu costumava ter medo de qualquer interação e evento social.

A timidez não só afeta sua vida social. Também torna mais difícil você se tornar uma pessoa saudável. Casos mais severos de timidez significam que você não vai fazer correr porque vai se preocupar com o que os outros vão pensar em você. Você terá dificuldade em adotar novos esportes, porque isso significa conhecer novas pessoas. Você achará desafiador mudar sua dieta quando acreditar que as pessoas com excesso de peso em torno de você começarão a questionar suas escolhas enquanto que você não consegue se defender.

Aumentar sua autoconfiança pode levar a um crescimento mais pessoal, que, por sua vez, vai ajudar você a alcançar vários objetivos em sua vida – incluindo se tornar uma pessoa mais saudável. Minha timidez – por pior que fosse – também foi de grande utilidade para mim, porque me propiciou explorar o mundo dos livros de autoajuda (e eles tiveram uma enorme influência positiva na minha vida).

3. Concentrar-se mais em tornar sua vida cada vez maior. Seja dominar uma nova habilidade, trabalhar em sua carreira, iniciar um negócio ou se mudar para outro local, todas essas mudanças podem afetar dramaticamente a forma como você percebe os desafios em sua vida.

Por exemplo, aprender uma língua estrangeira pode ensinar que com bastante perseverança você pode dominar algo que nunca pensou que seria capaz de fazer. Então você pode levar essa descoberta (e as lições subsequentes) para outras áreas de sua vida.

Cada vez que você escolhe o crescimento e não a segurança e o conforto, torna sua vida melhor. Quando você se torna viciado no processo interminável de melhoria (também conhecido como *kaizen*, da palavra japonesa que significa "melhoria"), você tornará impossível se acomodar em relação aos seus níveis de saúde e boa forma.

Uma vez que se tornar um passo natural satisfazer sua necessidade de automelhoramento, a dieta terá a maior chance de sucesso.

Tornar a coisa maior do que apenas uma dieta

Existem três tipos de motivação que podem ajudá-lo a atingir seu objetivo: motivação extrínseca, intrínseca e pró-social.

1. A motivação extrínseca é sobre as recompensas externas que você obterá por alcançar um

determinado objetivo: ganhar mais dinheiro, ganhar admiração ou ganhar uma medalha.

2. A motivação intrínseca é sobre autorrealização, aprendizado e puro prazer. Você faz as coisas porque gosta do processo de fazê-las e as recompensas em potencial não importam tanto. Eu duvido que eu teria conseguido meus próprios objetivos sem a motivação intrínseca que eu tenho. O puro prazer e a autorrealização que obtenho através do desenvolvimento pessoal por uma questão de aprendizagem e melhoria me ajudaram a me tornar uma pessoa mais saudável.

3. A motivação pró-social é sobre ajudar os outros. Você faz algo por razões altruístas. Dos três tipos de motivação, a motivação pró-social é a mais forte. Pouquíssimas pessoas sacrificariam suas vidas por dinheiro ou admiração, enquanto que a maioria sacrificaria por sua família ou melhores amigos.

Um artigo do autor best-seller de *Dar e receber: Uma abordagem revolucionária sobre sucesso, generosidade e Influência*, Adam Grant[40], sugere que o desejo de ajudar os outros nos faz avançar de forma que não faríamos somente com as motivações extrínseca e intrínseca.

Quando você combina uma motivação interna poderosa com a motivação pró-social, você obtém a combinação mais eficaz para ajudá-lo a mudar sua vida.

Vamos comparar três personagens fictícios, Joe, Jim e Jane, com motivações inteiramente diferentes e como cada uma afeta a força de vontade de cada um:

Joe é todo motivação extrínseca. Ele quer perder peso porque mais mulheres se interessarão por ele. Então ele será capaz de se exibir e ele ama quando as pessoas o admiram.

Jim entende que a motivação extrínseca por si só não o ajudará a manter suas resoluções. Ele quer perder peso porque realmente gosta do processo de autoaperfeiçoamento. Ele gosta de lutar contra suas tentações (e superá-las), desenvolvendo sua autodisciplina e se tornando uma pessoa melhor.

Jane quer perder peso para dar o exemplo certo aos seus filhos. Ela também quer estar por perto quando eles tiverem seus próprios filhos e quer poder acompanhar seus netos.

Quem tem mais chance de ter sucesso? Para qual dessas pessoas desistir não seria uma opção?

Joe continuará com a dieta quando perceber que ninguém se importa com sua aparência tanto quanto ele pensou? É quase uma garantia que ele falhará em algum momento.

Jim tem mais probabilidade de alcançar o sucesso. Se a dieta e o processo de crescimento pessoal lhe proporcionarem mais prazer do que os sacrifícios que ele tem que fazer, ele provavelmente alcançará seu objetivo.

No entanto, Jane é a clara vencedora aqui. Não é só sobre ela. Suas lutas têm um significado muito mais profundo. Ela está fazendo isso por sua família, e você teria dificuldade em encontrar uma motivação mais poderosa.

Identifique suas próprias razões intrínsecas e pró-sociais para perder peso e se tornar uma pessoa mais saudável. Elas lhe farão bem durante o período de desânimo que, sem dúvida, surgirá em algum momento da sua jornada.

Fuja da alimentação emocional

A alimentação emocional é um hábito comum não apenas entre obesos e pessoas com excesso de peso. Estresse, raiva, tristeza são todas emoções podem levar as pessoas a comer para se sentir melhor e não por fome física.

O tédio ou o desconforto também podem levar a uma alimentação emocional. Se está frio e escuro lá fora, é bom atacar uma barra de chocolate ou comer uma pizza agradavelmente quente. Se você está entediado, comer pode proporcionar algum entretenimento ou, pelo menos, ajudá-lo a matar o tempo.

A alimentação emocional nem sempre tem que ser ruim. É bom celebrar uma ocasião especial com seus amigos ou comer algo que você gosta quando está triste. No entanto, se isso for uma ocorrência regular, pode representar um desafio para sua luta para se tornar uma pessoa saudável.

A pior coisa que você pode fazer para tentar superar a alimentação emocional é ser duro consigo mesmo. Se você não tem autocompaixão e continua se culpando por comer por razões emocionais, você nunca escapará do círculo vicioso.

Em vez disso, reconheça o que você sente e não se repreenda por comer emocionalmente. Aceite que os deslizes acontecem, mas desde que você continue trabalhando em maneiras de lidar com emoções negativas de uma maneira diferente, acabará resolvendo o seu problema.

A primeira maneira mais óbvia de lidar com a alimentação emocional é remover os estressores da sua vida. Se houver certas situações particulares que o façam comer para se acalmar, procure maneiras de eliminar essas situações da sua vida.

É um colega de trabalho? Encontre maneiras de evitá-lo. É o seu chefe? Se não houver chance de mudar, talvez seja hora de pensar sobre suas prioridades e encontrar outro emprego. Você está constantemente triste e come para melhorar o seu humor? Procure ajuda profissional – talvez seja uma depressão.

Se for muito difícil ou impossível se livrar de certos estressores em sua vida, encontre maneiras diferentes de lidar com suas emoções negativas. Por exemplo, mesmo um breve exercício ou uma conversa com um amigo podem ajudá-lo a reduzir o estresse e o desejo de comer algo em busca de conforto. Estar ocupado – seja qual for a atividade – ajuda você a esquecer o estressor ou, pelo menos, deslocar uma parte da sua atenção para outra coisa por um curto período de tempo.

Se você come porque está entediado, encontre maneiras de preencher seu tempo de maneira diferente do que comer. Se geralmente é algo impulsivo, aguarde. Diga a si mesmo que você poderá comer em quinze minutos. É provável que você esqueça disso antes que o tempo acabe.

É uma boa ideia fazer uma lista de estados emocionais que deixam você mais propenso a comer em busca de conforto ou para se sentir melhor. Por exemplo, a falta de luz solar e exercício –

especialmente quando combinados com a falta de qualidade do sono – me deixam mais propenso a comer por razões emocionais. Mesmo que eu não sinta fome, continuarei comendo algo com a esperança de me sentir melhor.

O conhecimento de que essa combinação particular me faz comer emocionalmente me ajuda a evitar esse comportamento, ou pelo menos reduzir a ocorrência dele.

Elimine maus hábitos

Livrar-se dos hábitos pouco saudáveis do passado pode ajudá-lo na transição para uma vida mais autodisciplinada. O objetivo não é se tornar um monge, mas controlar o que você faz diariamente e evitar os comportamentos mais perigosos que podem fazer você regredir.

Aqui estão alguns dos maus hábitos mais comuns que aumentam o risco de cair em comportamentos antigos e não saudáveis:

1. Assistir TV demais

Não há nada de errado em assistir a um episódio (ou dois) de sua série de TV favorita. O problema começa quando isso se torna compulsivo, especialmente quando é uma das suas principais formas de entretenimento.

O principal problema é a forma como ficamos despreocupados quando assistimos algo. Se você comer algo enquanto assiste (por exemplo, pipoca), certamente comerá demais. Uma mente distraída é incapaz de controlar porções.

Eu entendo. Uma grande parte do prazer de assistir a um filme são os lanches que o acompanham. E não há nada de errado nisso, desde que não seja algo regular.

Aqui vão algumas maneiras de controlar esse hábito:

- Apenas ligue a TV (ou Netflix, ou qualquer outra coisa) quando tiver algo específico para assistir. Ao navegar pelos canais despreocupadamente, é fácil passar muito tempo na frente da TV. Se você estabelecer horários para assistir TV (digamos, um episódio de 60 minutos da sua série favorita às 20:00), é mais fácil desligar a TV quando o seu tempo acabar. A distração é o inimigo da força de vontade, então evite ficar passando pelos canais sem foco.

- Não faça lanches ao assistir TV. Como mencionado anteriormente, você pode comer coisas não saudáveis e, sem sequer perceber, acabar com um saco (ou dois) de batata chips e outros alimentos pouco saudáveis. Acompanhe a frequência com que você come um lanche enquanto assiste TV e limite isso a uma vez por semana ou menos.

- Escolha amigos e não a TV. Sempre que você está entediado, não recorra à TV como sua principal escolha de entretenimento. Em vez disso, veja seus amigos ou faça algo interessante e físico lá fora. É preciso força de vontade para mudar seus hábitos cotidianos, mas é precisamente assim que você desenvolve uma vida mais autodisciplinada.

2. Não se exercitar o bastante

Um estudo realizado em 2012 sobre o impacto de permanecer sentado e o apetite no Laboratório de Metabolismo Energético da Universidade de Massachusetts mostrou que, entre os participantes do estudo, uma redução dramática no gasto de energia não é acompanhada de um menor apetite[41].

Em outras palavras, os participantes, apesar de precisarem de menos calorias para realizarem suas atividades, não reduziram a quantidade de alimentos que comiam. Consequentemente, como o estudo concluiu, "sentar-se por tempo prolongado pode promover o excesso de ingestão de energia, levando ao ganho de peso".

Embora uma dieta sozinha possa ajudar você a alcançar seu peso ideal, a atividade física é o que ajuda você a obter resultados mais rápidos, bem como mantê-los.

Um estudo de 2009, de autoria de Erik Kirk e colegas do Departamento de Kinesiologia e Educação em Saúde da Universidade do Sul de Illinois, mostrou que, entre adultos jovens com excesso de peso e risco de desenvolver obesidade, mesmo um programa de treinamento de resistência mínima (11 minutos por sessão) resultou em um aumento crônico no gasto de energia e oxidação da gordura[42].

Por último, mas não menos importante, um estudo de 2012 sobre a resposta neural a imagens de alimentos após o exercício em mulheres normais e obesas mostrou que 45 minutos de exercício produziram respostas cerebrais mais baixas às imagens de alimentos e um aumento na atividade física total naquele dia[43].

Em outras palavras, o exercício serve como um mecanismo de regulação do apetite e também leva a mais atividade física. É um hábito de autorreforço que torna a manutenção de um estilo de vida saudável muito mais fácil: você não precisa de mais força de vontade se a primeira sessão de exercício automaticamente leva a mais atividade física.

Com o exercício – mesmo que apenas 11 minutos por dia – é mais fácil manter o equilíbrio energético adequado. Se você se encontra deslizando de volta para um estilo de vida sedentário, o ganho de peso é um efeito colateral comum. Afinal, você queima menos calorias por dia e quando combina isso com o fato de não reduzir a ingestão de alimentos apesar de precisar de menos calorias, você come mais do que precisa.

Aqui vão algumas maneiras de garantir que você sempre faça exercícios físicos o suficiente:

- Comece a praticar um esporte que você ama. Não existe maneira mais fácil de garantir uma ampla atividade física regular do que praticar um esporte que você ama. Poucas coisas são piores para formar um hábito de exercícios regulares do que forçar as pessoas a ir para a academia e caminhar por horas em uma esteira ou em um aparelho de ginástica similarmente entediante.

Encontre algo que você goste tanto que sente falta de fazer, se não o fizer por alguns dias. Pode ser ciclismo, tênis, artes marciais, escalada, até mesmo dança. Seja o que for, encontre algo agradável e o processo será mais natural.

- Faça pausas regulares e se movimente. Se o seu trabalho for sedentário, certifique-se de ter pelo menos 5 a 10 minutos longe do computador a cada hora. Durante a sua pausa, faça uma breve caminhada ou faça exercícios simples como flexões, agachamentos ou polichinelos.

- Torne seus amigos mais ativos. Em vez de sempre se encontrar com seus amigos para tomar um café, assistir a um filme ou outra coisa que seja sedentária por natureza, crie alternativas divertidas. Vá jogar Frisbee, passeie em um parque ou floresta, jogue boliche ou infecte seus amigos com sua paixão por esportes de dois jogadores como tênis, badminton, boxe, tênis de mesa, esgrima, bilhar, escalada, etc.

3. Não dormir o suficiente

Eu acho que não preciso falar sobre todos os efeitos adversos de não dormir o suficiente. O único efeito surpreendente que você pode não saber e que é relevante ao se fazer dieta é que, de acordo com um estudo de 2012 no New York Obesity Nutrition Research Center, a falta de sono pode resultar em maior apetite nos homens e nas mulheres porque eles estão menos saciados[44].

Tenha em mente que o tamanho pequeno do estudo (26 pessoas) significa que é apenas uma possibilidade, e não uma certeza. No entanto, existem outros estudos que apontam para a direção de que a falta de sono está realmente relacionada com o aumento do apetite e/ou outros comportamentos que podem aumentar o risco de obesidade.

Um estudo de 2013 sobre o impacto da privação do sono no desejo de alimentos no cérebro humano mostrou que o centro de recompensas do cérebro de pessoas privadas de sono respondeu mais fortemente às imagens de alimentos com alto teor calórico do que no grupo bem descansado[45].

Outro estudo realizado no New York Obesity Nutrition Research Center também sugere conclusões semelhantes – a falta de sono aumenta a resposta neuronal a alimentos não saudáveis em indivíduos com peso normal[46].

Quaisquer que sejam os motivos subjacentes, a falta de sono certamente não é saudável e pode afetar seus níveis de autodisciplina. Certifique-se de dormir sempre, seja 7, 8 ou 9 horas para você (dependendo do seu nível de atividade). Não se esqueça de que a qualidade do seu sono também desempenha um papel importante aqui, portanto, assegure-se de que seu sono não seja interrompido.

4. Fazer lanches

Lanches sem fim nunca acabam bem. Se você come apenas porque está acostumado a comer algo o tempo todo, e não por causa da fome, mais cedo ou mais tarde você engordará. E se você já teve sucesso com sua dieta, voltar a lanchar regularmente pode levar a recuperar todo o peso.

Reconecte-se às necessidades do seu corpo e coma principalmente quando sente fome e não para passar o tempo. Aguarde para comer quando sentir fome, e não antes.

Aqui estão algumas maneiras de controlar esse hábito:

- Proíba todos os tipos de lanches em sua casa. Se você não tiver acesso fácil a eles, terá menos probabilidades de comê-los.

- Se você absolutamente não consegue parar de lanchar porque sua autodisciplina ainda não está desenvolvida, pelo menos substitua lanches pouco saudáveis por alternativas mais saudáveis. Coma pipoca feita em casa em vez de pipoca de microondas. Coma pistache em vez de batata chips. Tenha uma bandeja de frutas (kiwi, uva, morango, laranja, etc.) em casa, em vez de barras de chocolate.

- Teste várias horas de refeição e o número de refeições que você come por dia. Se você costuma comer três grandes refeições e duas refeições menores por dia, tente acabar com a última e coma três refeições maiores e mais satisfatórias. Algumas pessoas (incluindo eu) simplesmente não ficarão satisfeitas com cinco refeições menores. Eu prefiro uma refeição enorme e satisfatória do que três (e muito menos cinco) porções pequenas.

- Ocupe-se com alguma coisa. Se você estiver focado em uma determinada tarefa (e não confunda com o tipo de foco zumbi, como assistir TV), geralmente não pensará em alimentos e lanches. Se você não tem nada para fazer depois do trabalho e tiver completado todas as tarefas de casa, comece a aprender uma nova habilidade (por exemplo, aprenda uma língua estrangeira). Isso mudará sua atenção do tédio para o foco intenso.

5. Comer alimentos viciantes regularmente

Como já discutimos, certos tipos de alimentos são mais viciantes do que outros. Embora seja bom comer de vez em quando por motivos além da fome (geralmente por razões sociais ou apenas pelo sabor), no momento em que você os adiciona ao seu cardápio diário, seu risco de arruinar sua dieta saudável aumenta.

Há uma razão pela qual esses alimentos são chamados de viciantes: se você desenvolver um hábito de comê-los com frequência, não ficará satisfeito comendo apenas de vez em quando. Por essa razão, é melhor prestar atenção para nunca comer os mesmos alimentos viciantes por dois dias seguidos. Idealmente, você não deve comê-los com mais frequência do que uma vez por semana, se não uma vez por mês.

Eu posso ficar sem chocolate por semanas, mas quando eu como uma vez e depois como novamente no dia seguinte, logo eu acho que não posso ficar sem por mais do que alguns dias. Leva pelo menos uma semana ou duas sem comer para esquecer. Se você ainda não tem autodisciplina suficiente, dois ou três dias seguidos comendo chocolate podem facilmente se transformar em um hábito alimentar destrutivo. A partir daí, é fácil ver o seu peso aumentar novamente.

DESENVOLVENDO UM ESTILO DE VIDA AUTODISCIPLINADO: RECAPITULANDO

1. A dieta é apenas um aspecto da saúde. Perder peso e mantê-lo são peças importantes do quebra-cabeça. No entanto, para completá-lo, você deve enriquecer sua vida com hábitos e passatempos saudáveis para torná-la mais agradável. Só então você vai parar de ser tentado a voltar para seus velhos hábitos – sua identidade sofrerá uma mudança tão profunda que não será mais possível voltar a ser a velha pessoa que você costumava ser.

2. Três catalisadores que podem agitar sua rotina e transformar sua identidade são:

- Atividade física regular, especialmente se você está em busca de excelência em um esporte que você pratica,

- Melhorar sua vida social e, especialmente, superar sua timidez,

- Tornar um hábito sempre procurar por oportunidades para tornar sua vida maior.

Todas essas mudanças podem levar a um efeito dominó, forçando você a mudar o aspecto de boa forma/dieta em sua vida.

3. Entre os três tipos de motivação (intrínseca, extrínseca, pró-social), a motivação pró-social – fazer algo para ajudar outra pessoa – é a motivação mais poderosa e duradoura. Se você quer desenvolver um estilo de vida mais autodisciplinado, dê mais sentido a ela. Não é apenas sobre você, mas também sobre os outros.

4. A alimentação emocional pode tornar difícil manter hábitos saudáveis e viver uma vida autodisciplinada.

O caminho para eliminar o hábito do comer emocional começa com a autocompaixão. Em vez de se condenar cada vez que você comer chocolate ou tomar sorvete porque estava com raiva ou triste, aceite suas falhas e siga em frente.

Tente remover os estressores que levam ao comer emocional ou encontre alternativas para lidar com essas emoções negativas (exemplos incluem praticar exercícios físicos ou conversar com um amigo).

Não se esqueça de que a alimentação emocional é frequentemente impulsiva. Se você esperar, é possível que não sinta mais a vontade de comer.

5. Evite os maus hábitos que aumentam o risco de cair de volta em suas velhas rotinas não saudáveis. Alguns dos hábitos mais comuns incluem: assistir muita TV, não praticar exercícios físicos suficientes, não dormir o suficiente, lanchar e comer alimentos viciantes regularmente.

6. A chave para controlar o hábito de assistir televisão é a autoconsciência. Se você passar pelos canais despreocupadamente enquanto come, o hábito se torna um perigo para seu estilo de vida saudável. Sempre que possível, substitua a TV por um entretenimento com outras formas mais ativas de passar o tempo livre.

7. Um estilo de vida sedentário – mesmo com uma dieta saudável – fará você voltar a ganhar peso. A atividade física aumenta seu gasto energético e reduz o seu apetite, facilitando assim a manutenção de um equilíbrio energético adequado (consumir e queimar a mesma quantidade de calorias).

A melhor maneira de garantir que você sempre faça exercícios suficientes é encontrar um esporte que você ama. Se você considerar o exercício uma tarefa, sempre será desafiador fazer atividades físicas o suficiente. Se você gostar de praticar, não precisará de força de vontade.

8. Dormir pouco pode aumentar a fome e diminuir sua força de vontade ao tentar resistir a alimentos não saudáveis. Certifique-se de dormir o suficiente ou sua dieta sofrerá.

9. Coma quando você está com fome, não por hábito. Fazer lanchinhos é uma maneira garantida de comer demais e voltar para o seu peso antigo. Além disso, é extremamente difícil controlar se você faz isso sem pensar. Se você estiver distraído, nem mesmo um alto nível de força vai ajudar a superar isso.

Se você não pode consegue parar de lanchar, adote uma abordagem passo-a-passo, substituindo lanches pouco saudáveis por alternativas mais saudáveis.

Se você está pronto para parar de lanchar, comece ocupando sua mente com outra coisa sempre que você tiver um desejo de lanchar e experimente várias vários horários e porções para as suas refeições.

10. Alimentos viciantes podem levá-lo de volta a um ciclo vicioso de comer em excesso. Se você quiser dar uma escapadinha de tempos em tempos, certifique-se de que seja realmente "de tempos em tempos", e não regularmente.

Epílogo

Não há dúvida de que a dieta é um desafio. Algumas pessoas conseguem sucesso na primeira vez que tentam perder peso, enquanto que outras precisarão de algumas tentativas antes de fazer mudanças permanentes. No entanto, desde que continue tentando, você também alcançará seu objetivo.

Como uma recapitulação rápida, lembre-se de que:

1. Definir as expectativas corretas e perceber que não se trata de uma dieta de curto prazo, mas de uma mudança permanente, são coisas cruciais para o sucesso. A maioria das pessoas falha porque espera que as dietas milagrosas funcionem. E elas não funcionam, porque você não pode reverter anos de hábitos pouco saudáveis com algumas semanas de dieta. Assuma que você não perderá mais do que meio quilo de gordura por semana e foque em uma mudança para o resto da vida, alterando seus hábitos diários.

2. Desejos são sensações passageiras. Se você consegue se distrair ou adiar de outra forma adiar sua ação a respeito (agendando dias ou refeições do lixo), os desejos serão muito mais fáceis de lidar.

3. Se você estiver saciado, é mais fácil ter autodisciplina para resistir às tentações. Se existe um truque de magia para perder peso com mais facilidade é comer muitos vegetais e frutas que comprovadamente são até sete vezes mais saciantes do que opções menos saudáveis, como fast food.

4. Se você nunca desenvolver alternativas saudáveis e saborosas, sempre sentirá falta de alimentos não saudáveis. Torne-se cozinheiro, mesmo que você domine apenas algumas refeições simples e básicas. Se você nunca experimenta desejos por alimentos saudáveis, sua dieta sempre será desafiadora de manter.

5. Reconheça desculpas pelo que são. Há pouquíssimas razões legítimas pelas quais você não pode se tornar uma pessoa mais saudável perdendo peso. O momento em que você reconhece a

responsabilidade por sua própria saúde é o momento em que pode começar a fazer mudanças permanentes.

6. Não fique obcecado com sua dieta. Encontre passatempos saudáveis e forme hábitos positivos na vida para concluir sua transformação em uma pessoa saudável e vibrante. Se você gostar de seu estilo de vida saudável, nunca mais se sentirá tentado a voltar aos seus velhos hábitos.

Espero que os conselhos deste livro ajudem você quando se trata de desafios relacionados com a força de vontade. Afinal, muitos problemas surgem devido à parte mental da dieta, não porque você não consiga suportar fisicamente.

Não é como se seu corpo não pudesse funcionar com menos calorias ou fosse tão viciado em alimentos pouco saudáveis que você sofresse de graves sintomas de abstinência. Isso só acontece em sua cabeça, e os conselhos neste livro são destinado a ajudar você a superar esses desafios mentais, fortalecendo a sua determinação.

Se você desenvolver a capacidade de superar seu cérebro sempre tentando vender a ideia de uma fraca recompensa de curto prazo (que satisfaça seu desejo) em troca de uma enorme recompensa de longo prazo (melhor saúde e bem-estar geral), você não só fará uma dieta bem-sucedida, mas também melhorará suas chances de sucesso em outras áreas da vida.

Nesse sentido, começar uma dieta e mudar com sucesso seus hábitos alimentares pode ter um efeito de transformação positivo em toda a sua vida. Olhando para trás, você provavelmente pensará nisso como a melhor coisa que já aconteceu com você. E é exatamente isso que eu gostaria que acontecesse a você. Dê a si mesmo uma chance – os sacrifícios valerão a pena.

Inscreva-se em minha newsletter

Eu gostaria de manter contato com você. Inscreva-se em minha newsletter e você saberá sobre meus novos lançamentos, receberá artigos gratuitos, poderá concorrer a prêmios e receberá outros e-mails valiosos de mim.

Aqui está o link para você se inscrever: http://www.profoundselfimprovement.com/ptnews

Você pode ajudar?

Eu adoraria saber sua opinião sobre meu livro. No mundo editorial, poucas coisas valem mais do que resenhas honestas de uma grande variedade de leitores.

Sua avaliação vai ajudar outros leitores a descobrir se meu livro é para eles. Também vai me ajudar a alcançar mais leitores pelo aumento da visibilidade do meu livro.

Sobre Martin Meadows

Martin Meadows é o pseudônimo de um autor que dedicou sua vida ao crescimento pessoal. Ele constantemente se reinventa ao fazer mudanças drásticas em sua vida.

Ao longo dos anos, ele: jejuou regularmente por mais de 40 horas, aprendeu sozinho 2 idiomas, perdeu mais de 13 kg em 12 semanas, dirigiu vários negócios em diversas áreas, tomou banhos super gelados, viveu em uma pequena ilha tropical estrangeira por vários meses e escreveu em um mês contos equivalentes a um romance de 400 páginas.

No entanto, autotortura não é sua paixão. Martin gosta de testar seus limites para descobrir até onde vai sua zona de conforto.

Suas descobertas (baseadas tanto em suas experiências pessoais quanto em estudos científicos) o ajudam a melhorar sua vida. Se você está interessado em superar seus limites e aprender a como se tornar a melhor versão de si mesmo, você vai adorar a obra de Martin.

Aqui é onde você pode encontrar seus livros:

http://www.profoundselfimprovement.com/ptmartin

[1] Hall K. D., "What is the Required Energy Deficit per unit Weight Loss?" *International Journal of Obesity* 2008; 32 (3): 573–576.

[2] http://www.fns.usda.gov/sites/default/files/Chapter2.pdf, Web., 12 de outubro de 2015.

[3] Hebert J. R., Patterson R. E., Gorfine M., Ebbeling C. B., St Jeor S. T., Chlebowski R. T., "Differences between estimated caloric requirements and self-reported caloric intake in the women's health initiative." *Annals of Epidemiology* 2003; 13 (9): 629–637.

[4] *Estimated Calorie Needs per Day by Age, Gender, and Physical Activity Level,* http://www.cnpp.usda.gov/sites/default/files/usda_food_patterns /EstimatedCalorieNeedsPerDayTable.pdf, Web., 12 de outubro de 2015.

[5] Polivy J., Herman C. P., "If at first you don't succeed. False hopes of self-change." *The American Psychologist* 2002; 57 (9): 677–689.

[6] Lally P., van Jaarsveld C. H. M., Potts H. W. W., Wardle J. "How are habits formed: Modelling habit formation in the real world." *European Journal of Social Psychology* 2010; 40 (6): 998–1009.

[7] Katz D. L, Meller S., "Can We Say What Diet Is Best for Health?" *Annual Review of Public Health* 2014; 35: 83–103.

[8] http://fourhourworkweek.com/2012/07/12/how-to-lose-100-pounds/, Web., 13 de outubro de 2015. Para mais informações, leia Ferriss T., *The 4-Hour Body: An Uncommon Guide to Rapid Fat Loss, Incredible Sex and Becoming Superhuman,* 2010.

[9] Miller S. L., Wolfe R. R., "The danger of weight loss in the elderly." *The Journal of Nutrition Health and Aging* 2008; 12 (7): 487–491.

[10] Rossow L. M., Fukuda D. H., Fahs C. A., Loenneke J. P., Stout J. R., "Natural bodybuilding competition preparation and recovery: a 12-month case study." *International Journal of Sports Physiology and Performance* 2013; 8 (5): 582–592.

[11] Astrup A., Rössner S., "Lessons from obesity management programmes: greater initial weight loss improves long-term maintenance." *Obesity Reviews* 2000; 1 (1): 17–19.

[12] Saris W. H., "Very-low-calorie diets and sustained weight loss." *Obesity Reviews* 2001; 9 (4): 295S–301S.

[13] Nackers L. M., Ross K. M., Perri M. G., "The association between rate of initial weight loss and long-term success in obesity treatment: does slow and steady win the race?" *International Journal of Behavioral Medicine* 2010; 17 (3): 161–167.

[14] Purcell K., Sumithran P., Prendergast L. A., Bouniu C. J., Delbridge E., Proietto J., "The effect of rate of weight loss on long-term weight management: a randomised controlled trial." *The Lancet Diabetes & Endocrinology* 2014; 2 (12): 954–962.

[15] Shoda Y., Mischel W. Peake P. K., "Predicting Adolescent Cognitive and Self-Regulatory Competencies from Preschool Delay of Gratification: Identifying Diagnostic Conditions." *Developmental Psychology* 1990; 26 (6): 978–986.

[16] Shoda Y., Mischel W. Peake P. K., "Predicting Adolescent Cognitive and Self-Regulatory Competencies from Preschool Delay of Gratification: Identifying Diagnostic Conditions." *Developmental Psychology* 1990; 26 (6): 978–986.

[17] Loewenstein G., "Hot-cold empathy gaps and medical decision making." *Health Psychology* 2005; 24 (4): S49–S56.

[18] Ariely D., Loewenstein G., "The heat of the moment: the effect of sexual arousal on sexual decision making." *Journal of Behavioral Decision Making* 2006; 19: 87–98.

[19] Dirlewanger M., di Vetta V., Guenat E., Battilana P., Seematter G., Schneiter P., Jéquier E., Tappy L., "Effects of short-term carbohydrate or fat overfeeding on energy expenditure and plasma leptin concentrations in healthy female subjects." *International Journal of Obesity and Related Metabolic Disorders: Journal of the International Association for the Study of Obesity* 2000; 24 (11): 1413–8.

[20] Davis J. F., "Adipostatic regulation of motivation and emotion." *Discovery Medicine* 2010; 9 (48): 462–7.

[21] A study about the need to have a high-protein cheat day: Bray G. A., Smith S. R., de Jonge L., Xie H., Rood J., Martin C. K., Most M., Brock C., Mancuso S., Redman L. M., "Effect of dietary protein content on weight gain, energy expenditure, and body composition during overeating: a randomized controlled trial." *JAMA* 2012; 307 (1): 47–55. A study about high-carb refeeding: Dirlewanger M., di Vetta V., Guenat E., Battilana P., Seematter G., Schneiter P., Jéquier E., Tappy L., "Effects of short-term carbohydrate or fat overfeeding on energy expenditure and plasma leptin concentrations in healthy female subjects." *International Journal of Obesity and Related Metabolic Disorders: Journal of the International Association for the Study of Obesity* 2000; 24 (11): 1413–8.

[22] http://romanfitnesssystems.com/articles/feast-fast/, Web., 22 de outubro de 2015.

[23] https://www.kpchr.org/research/public/News.aspx?NewsID=3, Web., 12 de novembro de 2015.

[24] Schulte E. M., Avena N. M., Gearhardt A N., "Which Foods May Be Addictive? The Roles of Processing, Fat Content, and Glycemic Load." *PLoS One* 2015; 10 (2): e0117959. As imagens estão disponíveis aqui: http://journals.plos.org/plosone/article?id=10.1371/journal.pone.0117959.

[25] Clark M. J., Slavin J. L., "The effect of fiber on satiety and food intake: a systematic review." *Journal of the American College of Nutrition* 2013; 32 (3): 200–211.

[26] Wasser S. P., Weis A. L., "Therapeutic Effects of Substances Occurring in Higher Basidiomycetes Mushrooms: A Modern Perspective." *Critical Reviews in Immunology* 1999; 19 (1): 65–96

[27] Rolls B. J., Hetherington M., Burley V. J., "The specificity of satiety: The influence of foods of different macronutrient content on the development of satiety." *Physiology & Behavior* 1988; 43 (2): 145–153.

[28] Due A., Toubro S., Skov A. R., Astrup A., "Effect of normal-fat diets, either medium or high in protein, on body weight in overweight subjects: a randomised 1-year trial." *International Journal of Obesity* 2004; 28: 1283–1290.

[29] Paddon-Jones D., Westman E., Mattes R. D., Wolfe R. R., Astrup A., Westerterp-Plantenga M., "Protein, weight management, and satiety." *The American Journal of Clinical Nutrition* 2008; 87 (5): 1558S–1561S.

[30] Noakes M., "The role of protein in weight management." *Asia Pacific Journal of Clinical Nutrition* 2008; 17 Suppl 1: 169–171.

[31] Você pode estimar sua porcentagem de gordura corporal e massa corporal magra usando uma fórmula simples da Marinha dos EUA, disponível aqui: http://rippedbody.jp/how-calculate-body-fat-percentage/ (ou simplesmente pesquise no Google por "calculadora de gordura corporal da marinha dos EUA").

[32] Tsutsumi R., Tsutsumi Y. M., "Peptides and Proteins in Whey and Their Benefits for Human Health." *Austin Journal of Nutrition and Food Sciences* 2014; 1 (1): 1002.

[33] Pal S., Ellis V, Dhaliwal S., "Effects of whey protein isolate on body composition, lipids, insulin and glucose in overweight and obese individuals." *The British Journal of Nutrition* 2010; 104 (5): 716–23.

[34] Pal S., Ellis V, Dhaliwal S., "Effects of whey protein isolate on body composition, lipids, insulin and glucose in overweight and obese individuals." *The British Journal of Nutrition* 2010; 104 (5): 716–23.

[35] Hursel R., van der Zee L., Westerterp-Plantenga M. S., "Effects of a breakfast yoghurt, with additional total whey protein or caseinomacropeptide-depleted alpha-lactalbumin-enriched whey protein, on diet-induced thermogenesis and appetite suppression." *The British Journal of Nutrition* 2010; 103 (5): 775–780.

[36] Pal S., Ellis V, Dhaliwal S., "Effects of whey protein isolate on body composition, lipids, insulin and glucose in overweight and obese individuals." *The British Journal of Nutrition* 2010; 104 (5): 716–23.

[37] http://nutritiondata.self.com/topics/fullness-factor, Web., 27 de outubro de 2015.

[38] http://pbhfoundation.org/pdfs/pub_sec/webinars/Pegg_Webinar_April_2014_FINAL.pdf, Web., 30 de outubro de 2015.

[39] Rao M., Afshin A., Singh G., Mozzafarian D. "Do healthier foods and diet patterns cost more than less healthy options? A systematic review and meta-analysis." *BMJ Open* 2013; 3.

[40] Grant A. M. "Does Intrinsic Motivation Fuel the Prosocial Fire? Motivational Synergy in Predicting Persistence, Performance, and Productivity." *Journal of Applied Psychology* 2008; 93 (1): 48–58.

[41] Granados K., Stephens B. R., Malin S. K., Zderic T. W., Hamilton M. T., Braun B., "Appetite regulation in response to sitting and energy imbalance." *Applied Physiology, Nutrition, and Metabolism* 2012, 37 (2): 323–333.

[42] Kirk E. P., Donnelly J. E., Smith B. K., Honas J., Lecheminant J. D., Bailey B. W., Jacobsen D. J., Washburn R. A., "Minimal resistance training improves daily energy expenditure and fat oxidation." *Medicine and Science in Sports and Exercise* 2009; 41 (5): 1122–9.

[43] Hanlon B., Larson M. J., Bailey B. W., LeCheminant J. D., "Neural response to pictures of food after exercise in normal-weight and obese women." *Medicine and Science in Sports and Exercise* 2012; 44 (10): 1864–70.

[44] St-Onge M. P., O'Keeffe M., Roberts A. L., RoyChoudhury A., Laferrère B., "Short Sleep Duration, Glucose Dysregulation and Hormonal Regulation of Appetite in Men and Women." *SLEEP* 2012; 35 (11): 1503–1510.

[45] Greer M. S., Goldstein A. N., Walker M. P., "The impact of sleep deprivation on food desire in the human brain." *Nature Communications* 2013; 4: 2259.

[46] St-Onge M. P., Wolfe S., Sy M., Shechter A., Hirsch J., "Sleep restriction increases the neuronal response to unhealthy food in normal-weight individuals." *International Journal of Obesity London* 2014; 38 (3): 411–416.

www.ingramcontent.com/pod-product-compliance
Lightning Source LLC
Chambersburg PA
CBHW021145260726
48656CB00024B/1517